青年女性
健康成长
手册

邓月娥 编著

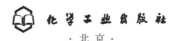

化学工业出版社

·北京·

内容简介

本书为处于青春期的女孩和青年女性精心编写，针对女性在青少年和青年时期关注的健康问题展开介绍。内容包括女性独特的身体器官、生理功能、心理特点、经期保健、心理健康、乳房保养、性与生殖保健、营养健康、运动健身、美容美体、起居防护等问题，普及妇科临床中常见的疾病知识及防病措施，并介绍了常见传染病的预防。

本书基本涵盖了女性成长过程中遇到的健康问题和可能遇到的疾病。简明阐述了发病机制及对人体的影响，提出简洁而有益的解决方案。在健康维护方面，重视中医养生知识普及与具体方法的运用。书中特别为大中学生设计了青少年课间养生功法，录制了示范视频。

本书可作为大学、中学及小学高年级阶段的女性健康教育读本，也可作为父母陪伴教育读本。

图书在版编目（CIP）数据

青年女性健康成长手册/邓月娥编著. —北京：化学工业出版社，2023.7

ISBN 978-7-122-43309-1

Ⅰ.①青…　Ⅱ.①邓…　Ⅲ.①青少年-女性-保健-手册
Ⅳ.①R173-62

中国国家版本馆CIP数据核字（2023）第083328号

责任编辑：陈燕杰　　　　　　　　文字编辑：张晓锦
责任校对：宋　玮　　　　　　　　装帧设计：王晓宇

出版发行：化学工业出版社
　　　　　（北京市东城区青年湖南街13号　邮政编码100011）
印　　刷：北京云浩印刷有限责任公司
装　　订：三河市振勇印装有限公司
710mm×1000mm　1/16　印张10　字数108千字
2023年11月北京第1版第1次印刷

购书咨询：010-64518888　　　　　售后服务：010-64518899
网　　址：http://www.cip.com.cn
凡购买本书，如有缺损质量问题，本社销售中心负责调换。

定　价：68.00元　　　　　　　　　　　　版权所有　违者必究

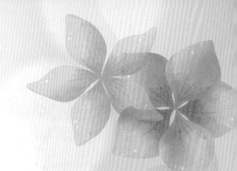

序 一

随着我国迈入小康社会，建设"健康中国"成为人民共同愿景。《国务院关于实施健康中国行动的意见》指出：围绕疾病预防和健康促进两大核心，要开展15个重大专项行动，促进以治病为中心向以人民健康为中心转变。其中第一个行动就是"健康知识普及行动"，而青少年健康教育成为重中之重。医学教育和医务工作者，理应主动担起医学科普的重任。

我校邓月娥老师，在长期的教学与临床工作中，关注女性健康问题，特别是青少年女性健康，经常开展科普咨询与讲座，普及中医养生保健知识。《青年女性健康成长手册》是专门为青春发育期和青年女性精心编写的一部健康维护的科普图书，其篇幅不大，但涵盖了女性发育成长过程中身心健康困扰与疾病预防问题。女性因其独特的生理、心理特点，其健康与疾病的问题不但影响个人身心健康，还直接影响其子女、家庭，因此，在她们进入青春发育期就开展健康科普，学习维护健康、预防疾病的方法，将护卫其一生的健康与幸福。

本书编写用心良苦、用意至深；语言娓娓道来、简洁明了，让学子们在紧张的学习之余，能够快速获取她们关注的健康问题的来龙去脉及应对措施。本书参考当今中西医妇科领域最新研究观点，还针对当今热点防疫话题，讨论了传染性疾病防护，突出了中医养生治未病的保健观点与方法，这种专门针对青少年女性朋友开展的健康科普是意义深远的。现代女性往往要承受比男性更多的压力，她们同时要撑起家庭与社会的半边天，应该尽早对她们开展健康科普工作，关注她们的身心健康，这样可以把疾病防范工作前移。

本书对大学、中学及小学高年级的青少年女性来说，是很好的健康教育读本，可以作为她们健康的枕边书和成长的良师益友，也可以成为父母陪伴教育读本。

全国名中医

岐黄学者

福建中医药大学校长

李灿东

2023 年 9 月

序 二

青少年是国家的未来。由于发育尚未成熟，可能心理状态不稳定，认知结构也没有完善，生理上的发育和心理上的成熟可能不完全同步，由于健康知识和意识的缺乏，使他们对自己的生理、心理的认知不足，导致在成长过程中产生一些困惑、迷茫、冲突，甚至受到伤害。

因此，普及女性健康知识，向青少年女性提供心理及科学的性与生殖健康教育，有利于提高生理健康知识，促进学生身心全面和谐发展，使女青年能更好地认识自我，保护自我，发展自我，关注自身健康成长。减少如低龄性行为和怀孕、人工流产等给女性生殖健康及心理带来严重伤害的事件发生，尤显重要。

福建中医药大学邓月娥教授，乃后起之秀。与我虽为师生，更是朋友。然青出于蓝而胜于蓝。她勤奋好学，刻苦钻研，从本科毕业留校，继之攻读硕士、博士学位，我有幸一路见证她的成长。邓教授长期从事中医养生学教学和妇科临床工作，临床上的所见所闻，令她早就萌生编撰一部青少年女性相关的科普著作的想法，并着手收集、整理相关资料。如今，倾注她多年心血之《青年女性健康成长手册》一书即将付梓面世，无疑将是青少年健康科普又一部好书，可喜可贺！

《青年女性健康成长手册》是一部关注女性青少年时期健康问题的专门之作，本书内容丰富实用，编写简洁清晰，语言亲切流利。作者利用其中医养生专业优势，结合了中医养生理论与方法在健康维护、治未病中的独特优势及妇科专业知识，为女性青春发育期成长的烦恼和女性青春期各种身心健康的困惑答疑解惑，书中普及女性独特的解剖和生理特点、心理特征、情绪调适的知识与方法；围绕女性经期、生殖保健、日常起居、营养问题、运动健身、美容等常见问题进行阐述，基本涵盖了女孩成长过程中可能遇到的健康问题和常见疾病的预防与保健的相关知识。其目的是让进入青春发育期的女孩子学习之后，可以更好地保护自己宝贵的生命，愉快而健康地成长，可以说能为其一生的健康与幸福保驾护航。

　　本书为青少年女性的健康科普读本，不仅适合青少年，也适合关注下一代成长的父母及老师了解、熟悉，值得推广。于即将付梓之际，承蒙抬举，邀为之序，虽力难胜任，但盛情难却，故乐为之序！

福建中医药大学教授，主任医师，福建省名中医

第五、第七批全国名老中医药学术传承指导老师

全国名老中医药经验传承工作室专家

2023 年 9 月

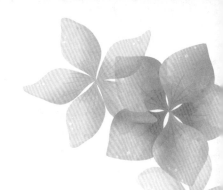

前　言

在现代生活中，女性不但要担负生儿育女、繁衍后代的特殊任务，还要承担越来越重的社会工作，追求事业、照顾家庭、教育孩子成为现代女性的三大重任。在年复一年的忙碌中，女性往往忽视了对自己的关爱，身体出现的各种问题、疾病的复杂性比男性更多、更大，一旦发现问题，所造成的影响直接关系事业、家庭和子女，从而影响社会健康发展。因此，女性健康教育应当从青春发育期抓起，直至发育成熟的青年期。而有知识有文化的大中专女生应该走在最前列。

然而，别说青春发育期的懵懂少女，就是在读的大中专女生，作为女性群体中的青春靓丽、朝气蓬勃的知识分子，她们对健康维护方面的意识和知识可能知之不多或一知半解。她们在生活中对于身体的伤害往往无知无觉，以至于造成终身遗憾。因此，对于要承担繁衍后代重任，还要支撑未来社会半边天的青少年女性，在她们成长过程中，更应该自觉了解女性特有的生理功能，观察自己的身体，学习女性保健知识，学习中医保健方法，学会在生活中关爱自己，保护自己不受伤害，这样才能为将来完美履行社会责任、开启幸福生活保驾护航。

本书编写缘于与青年朋友的结交。在中医妇科门诊中，发现许多女青年对于自身健康维护方面茫然无知；在专业教学中与许多青少年女生的交流中，发现她们更热衷于美容、瘦身等外在形象的维护，即便是医学院校的青少年女生，对于养生保健也不是非常关注。本书内容编排围绕青少年女性关注的问题进行阐述，力图简洁明晰，便于学生们在紧张的学习之余，能够快速获取她们关注的健康问题的应对措施。如对女性独特的身体器官、生理功能、心理特点的认识；月经期卫生保健；乳房保养；生殖保健；营养与健康；心理健康、运动健身、美容美体、日常起居防护等问题，以及了解妇科临床中常见的疾病及其防护等，还专门探讨了常见传染病的预防问题，基本涵盖了女孩成长过程中遇到的健康问题和可能遇到的疾病。对于每个问题，简明阐述机制及对人体的影响，提出简洁有益的解决方案。在健康维护方面，重视中医养生知识的普及与具体方法的运用。

鉴于本书面对的群体大部分是在读的青少年大中专学生，本书还专门有针对性地编写了"学习或工作的间隙做些什么养生功法"，综合多种优秀的功法，特设计《青少年课间养生功法》，包含十个简单有效的涉及调息、气功、按摩、运动的功法，并指导青年大学生专门录制了教学和示范视频，读者扫码就可以习练。

本书出版得到了福建中医药大学中医学院领导的大力支持。承蒙全国名中医、福建中医药大学校长李灿东和福建省名中医、中西医结合妇产科专家王惠珍在百忙中予以指导并赐序言，深表感谢！本书还得到了福建省中西医结合妇科专家刘美枝、蒋倩如、高丽萍等的专业指导；福建中医药大学黄苏萍教授、陈玉鹏副教授提供了许多中肯意见；六年前编写初期杨嘉雪、林翠丽、李永志、林倩倩四位大学生帮忙收集资料并在我的书稿完成后，从大学生视角提出合理建议，在此一并表示衷心的感谢！在此还要感谢2020级健康管理的陈宇晴、林赐、张舒悦、王璐雪、林琳、郭斯瑶、林怡璇等七位同学支持拍摄视频《青少年课间养生功法》所付出的努力！

本书参考了近年出版的《中医养生学》教材以及关于妇女养生保健著作的优秀观点与方法，借鉴了现代医学中妇科疾病的前沿知识，在此向作者致敬！

本书是专为青少年女性健康成长而撰写的健康教育读本，同时向国家实施《健康中国行动（2019—2030年）》规划献一份礼！限于编者学识与精力有限，书中难免存在不足之处，敬请读者朋友提出宝贵意见，以备完善。

福建中医药大学

邓月娥

2023年3月

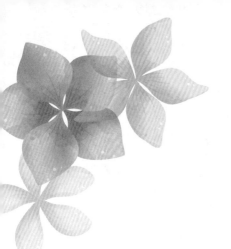

目 录

第八部分
生活起居与日常保养　103

第九部分
呵护女性青春靓丽的皮肤　117

第一部分

女性，你了解自己吗？

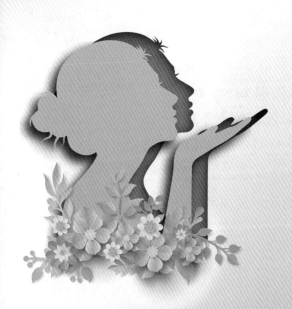

1. 女性的一生会经历哪些生理阶段?

女性一生可按不同的生理特点大致分为六个阶段。各阶段的年龄界限因许多因素，如环境、营养、遗传等的影响而存在着个体或群体间的差异。

（1）新生儿期

新生儿期是指女性出生后4周内的这个时期。女性胎儿在母体内受到母体性腺及胎盘产生的女性激素影响，生殖器官如子宫、卵巢及乳房等均有一定程度的发育，出生时乳房略隆起或分泌少量乳汁，个别出生后数日可出现少量阴道流血或外阴有少许分泌物，一般数日内消失。

（2）幼童期

幼童期是指新生儿期以后至12岁左右的阶段。10岁前儿童身体发育很快，但性腺和生殖器官发育缓慢。约10岁起，女性特征开始呈现，皮下脂肪在胸、髋、肩部及耻骨前面堆积，子宫、输卵管及卵巢逐渐向骨盆腔内下降，乳房开始发育。

（3）青春发育期

青春发育期是指从月经初次来潮至生殖器官逐渐发育成熟的一段时期，年龄一般在12～18岁。近年来随着生活水平提高，女孩子发育年龄提前到10岁左右。这个时期身体及生殖器官发育迅速，逐步向成熟过渡。其特点表现为月经来潮，出现第二性征，乳房逐渐丰满，腋毛、阴毛出现，音调变高，骨盆较宽大，脂肪分布于肩、胸、臀部，显现女性体态。

（4）性成熟期

性成熟期亦称生育期，是指大约自18岁开始至以后约30年的时间，其中19～25岁也是女子的青年期。此期卵巢的功能成熟，有性激素分泌和周期性排卵，乳房和子宫都有不同程度的周期性改变，这是女性生育活动最旺盛的时期。

（5）更年期

更年期是指从生殖功能旺盛状态向老年衰退的过渡时期，始于大约45岁而历时10余年，甚至达20年。此期卵巢功能逐渐减退，经量减少直至绝经，生殖器官走向萎缩。随着年龄增长，女性激素逐渐下降直至消失，会出现一系列多器官不适症状，如更年期综合征、泌尿生殖道萎缩、骨质疏松、心脑血管疾病等。

（6）老年期

老年期是指妇女机体内各器官进一步老化，各脏腑功能衰退的时期，大约始于60～65岁。此期卵巢功能衰退，骨质疏松，肌肉张力降低，脂肪代谢障碍，脂肪沉积，血脂升高，全身器官功能普遍减退。

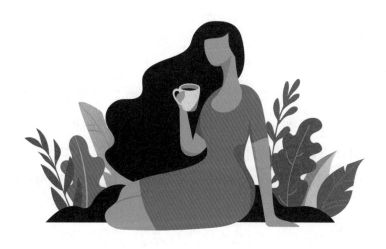

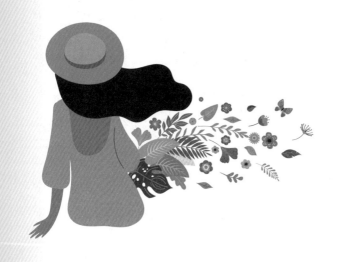

2. 你了解女性特有的生殖器官及其功能吗?

女性能够完成生儿育女、繁衍后代这一特殊任务,依赖于其特有的生殖器官和特殊的生理功能。生殖器官是区别男女的关键特征,一般称为第一性征。第二性征是生殖器官外,可以区别男女两性的外部特征,如胸、臀部、乳腺、骨盆等女性特有的外形与体态。

女性生殖器官和男性有着本质的不同。男女生殖器官都包括外生殖器、内生殖器和相关组织部分。外生殖器是暴露在身体外面能看得见的部分。男性的外生殖器包括阴茎及阴囊等;女性的外生殖器统称为外阴,包括阴阜、阴蒂、大阴唇、小阴唇、阴道前庭、前庭大腺及处女膜等。内生殖器是隐藏在下腹部盆腔里面的器官。男性内生殖器有性腺(即睾丸)、附睾、输精管及附属腺管等;而女性内生殖器则包括阴道、子宫、输卵管及卵巢等。女性内生殖器决定了女性特有的经、带、孕、产的功能。

卵巢作为女性的性腺器官,在神经及内分泌系统的调节下,每个月会产生一个成熟卵子,并将其排向腹腔,这个过程叫作排卵。输卵管运用其管状长臂,将卵子拾入管内的过程叫作拾卵,并向子宫方向输送,使卵子能够及时与从宫颈上行到宫腔方向的精子在输卵管内相会,完成受精。

子宫内膜受卵巢分泌激素的影响，周期性发生增殖期、分泌期和月经期的改变，形成月经周期；或者在受精卵形成后，在卵巢激素的调节下子宫内膜继续增厚形成蜕膜样变，为受精卵着床做好充分准备。阴道是一肌性器官，既是性交器官，又是月经排出和胎儿分娩的正常通道。

因此，女性无论是月经来潮，还是排卵、性交、受精、着床、孕育胚胎直到胎儿分娩，都依赖于其特有的生殖器官来完成，不论是哪一个生殖器官发生故障，都会引起女性某种功能的失调，产生妇科疾病。

3. 月经是怎样产生的？

月经是子宫周期性出血的现象。女子进入青春期以后，正常月经每21～35天为一个月经周期，平均28天，即一个阴历月，如月相之盈亏，如潮汐之涨落，古代称"月事""月信""月水"等。

女婴在母体中，胚胎期20周时，两侧卵巢就密密麻麻地排满700万个原始卵泡，以后发生退化闭锁，原始卵泡逐渐减少，新生儿出生时卵泡数量下降至约200万个。经历儿童期至青春期，卵泡数下降至30万～40万个，此过程不依赖促性腺激素的刺激。

随着青春期的来临，在下丘脑-垂体-性腺（卵巢）轴的调控作用下，每月发育一批卵泡，其中一般只有一个优势卵泡可以完全成熟并排出卵子，其余卵泡在

发育不同阶段通过细胞凋亡机制而自行退化，称为卵泡闭锁。妇女一生中一般只有400 ～ 500个卵泡发育成熟并排卵。在卵子成熟过程中，子宫内膜在卵巢激素的作用下，腺体及间质细胞增生，内膜逐渐增厚，腺体数目增多，当体内激素水平达到一定的峰值浓度时，可引起排卵。排卵大约发生在下次月经来潮的前14天。

排卵后，卵巢内黄体形成，并分泌孕激素，在卵巢黄体分泌的孕激素和雌激素的作用下，增厚的子宫内膜出现分泌期改变，腺体血管的弯曲与扩张程度达到高峰，此时内膜厚且松软，为受精卵着床发育提供了理想的场所，如果此时受孕，便进入妊娠期。

如果排出的卵子未受精，即未受孕，黄体在它出现后的14天左右退化，由于雌激素及孕激素的减少，子宫内膜失去了激素的支持，开始坏死和剥落，充血的毛细血管随之破裂，开始出血。坏死和剥落的子宫内膜随经血一起流出，便成了月经。

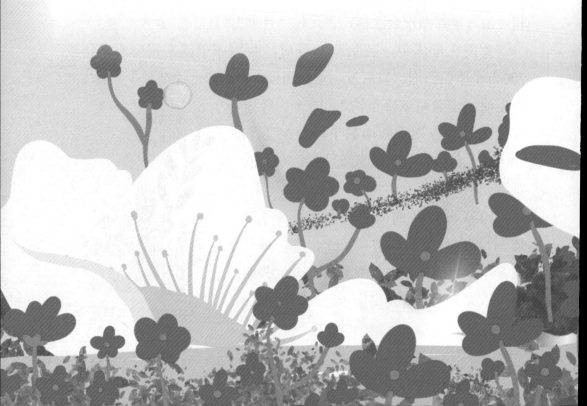

4. 正常月经应该是什么样的？哪些是异常月经表现？

正常的月经有固定的周期，一般周期是28天。具有稳定的经量、经色、质地、经期、周期。出血量多为30～100毫升，平均60毫升，通常月经第2～3天量最多，经期一般3～7天，少于3天或多于7天均属不正常。经血颜色是暗红色的，内含脱落的子宫内膜碎片、宫颈黏液、阴道上皮细胞、大量非致病性细菌、白细胞以及外阴皮脂腺分泌物等，黏稠不凝，有时表现为大小不同的血块，易于排出。正常的经血有血腥味但并不臭。

多数女性行经期伴有不适症状，下腹部坠胀不适、隐隐作痛，伴情绪不稳定。有的出现或轻或重的下腹部疼痛、腰部酸痛、乳房胀痛、头痛、失眠、易激动及恶心、呕吐等胃肠道功能紊乱等临床表现，常常影响正常生活。

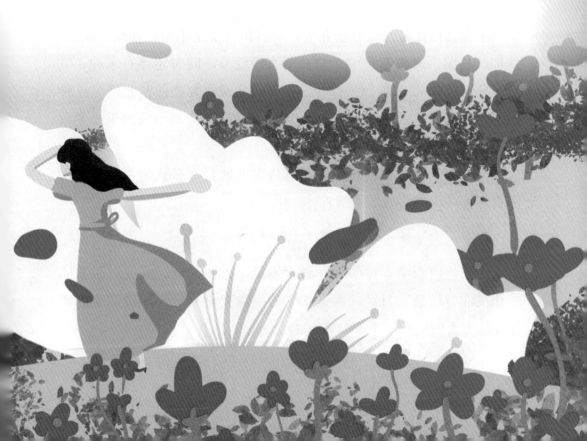

5. 什么样的月经状态需要就医？

女性月经周期频率、规律性、经期长度、经期出血量、经血性状中任一项发生异常就是异常月经，如周期紊乱、月经的量过多或过少、色黑有血块或色淡红、质黏味臭、经期过短或过长，月经淋漓不尽。或经前、经中、经后的伴随症状（如下腹部坠胀、疼痛、腰部酸痛、乳房胀痛、头痛、失眠等）严重影响了生活与学习，如异常疼痛就是痛经病，应该尽快就医诊治，或遵医嘱进行日常生活调护。

6. 什么是经前紧张征？

不少女性在月经来临前几天，容易出现情绪不稳，如烦躁易怒、抑郁、易哭、思想不集中、精神紧张等现象，同时还伴有水肿、乳房胀痛、头晕、头痛、恶心、暴食等症状，称为经前紧张征。这种情况一般于月经来潮前7天开始出现，在行经前2～3天加重，通常会于月经来潮后迅速消失。

至今医学家对这种现象还没有肯定的解释，多认为与下列多种因素有关。

（1）激素影响

由于体内雌激素过多而孕激素不足，人体的神经系统对激素的变化又非常敏感，月经前激素水平的细微变化会令人出现明显的情绪反应方面的症状。

（2）精神神经因素

经前紧张征好发于平时精神紧张、工作压力大的女性，这与个体差异、性格、经历、身体健康状态等有关。

（3）维生素缺乏

维生素A或B族维生素缺乏可影响雌激素在肝内的代谢，影响激素平衡。

7. 经前紧张征的调理方法有哪些?

（1）合理饮食

饮食以低盐、低蛋白质为主，及时补充蔬菜、水果、谷类食物及适量的维生素、矿物质等；限制饮酒和饮用咖啡等。

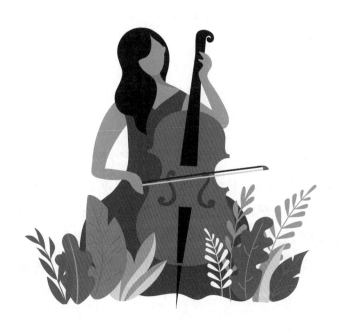

（2）精神调理

月经的来临给女生带来很多麻烦甚至痛苦，有的人害怕月经的到来，甚至痛恨它，但这些情绪只会加重不适的症状。要认识到如期而至的月经是身体功能正常的体现，这种女性的成熟特质与生育功能是人类繁衍的根源。因此要以友好乐观的态度对待它，用心呵护自己顺利度过经期。

（3）足够睡眠

充足的睡眠可以缓解紧张与疼痛。

（4）适当运动

运动可以减轻压力，消除水肿。坚持散步、跑步、跳舞、郊游等可有效缓解经前紧张征。可以每周运动3～5次，每次30～45分钟。

（5）中医药调理

中医药辨证论治对本病疗效肯定，可在经前3～7天就诊于中医，服用中药调理或进行针灸治疗。

8. 女性特有的白带你了解多少?

白带为女性阴道中流出的少量黏性分泌物。由阴道黏膜渗出物、宫颈管及子宫内膜腺体分泌物等混合而成。白带中含有乳酸杆菌、溶菌酶和抗体，故有抑制细菌生长的作用。白带不仅能保持阴道黏膜与外阴湿润，还是女性生殖道的天然屏障。

正常白带呈白色稀糊状或蛋清样，高度黏稠，无腥臭味，量少，对妇女健康无不良影响，称生理性白带。在内裤上可以看到微黄干燥结块。

生殖道出现炎症，特别是阴道炎和宫颈炎或发生癌变时，白带量增多且性状也有改变，称病理性白带。

白带分泌的量及黏稠度等通常与月经周期、雌激素分泌有着密切的关系。青春期后卵巢逐步发育，并分泌一定量的雌激素，以促进生殖器官的发育，开始出现白带。在两次月经中间，雌激素分泌最为旺盛，这时宫颈黏液增多，白带质稀如蛋清样，且有较长的拉丝度，外阴部有湿润感。

排卵后2～3天，孕激素增加，并抑制宫颈黏液的分泌，此时白带变得黏稠、浑浊，分泌量也大大减少。在月经来潮的前后几天内，因盆腔充血，阴道的渗液增多，白带也稍多，因为内含较多的脱落细胞，所以白带浑浊。而妇女在绝经后由于卵巢功能衰退，体内雌激素分泌减少，所以阴道变得干燥，白带也随之消失了。

值得注意的是，热恋中的女性或女性接受与性有关的语言、画面的刺激等时，均会使性意识增强，从而激发体内雌激素水平的升高，白带会分泌多一些，这属于正常现象。

因此，通过白带可以有效观察卵巢的排卵功能，为使用自然避孕法的女性提供参考依据，也为监测不孕症女性排卵提供辅助手段。白带的量、质、色、味的异常也常常是某些妇科疾病的表现，必须及时就诊检查与治疗。

第二部分
经期保健与外阴保养

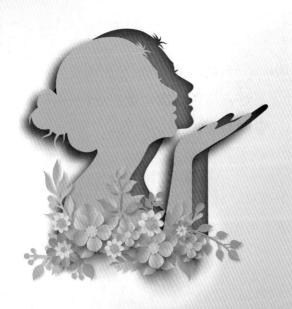

9. 经期如何进行自我护理？

每月一来的月经除了给生活带来不便外，还伴随很多身体不适症状和心理烦恼，常常被当作无奈和不想见面的"老朋友"和"大姨妈"。经期来临，需要自我的护理以度过每月几天的困难时期。

（1）注意保持卫生

经期应每日用温水清洗外阴，以保持外阴清洁。洗澡不可以盆浴，应采取温水淋浴方式。卫生用品专人专用，面巾与澡巾分开。

（2）用好卫生棉

使用清洁卫生的卫生巾、卫生纸。不可为了贪便宜而使用劣质产品，更不能用消毒不严格的普通卫生纸和草纸来代替。

（3）注意防寒保暖

寒冷会使子宫和盆腔内血管收缩而造成痛经。要避免接触冷水，避免淋雨、洗冷水澡、涉水等。同时注意穿戴暖和，不穿裙子，以防风寒。

（4）注意饮食营养

食物应营养丰富，易于消化吸收。经血排出后会短暂出现头晕、乏力等缺血的症状，女生经期可适当进食用鱼、肉、蛋、动物肝脏等以补血。同时，避免食用生冷、酸辣的刺激性强的食物。

（5）保持精神愉快

经期难免在情绪上产生较大的波动。让自己做一些开心的事情，心情开朗了，月经来潮出现的身体不适也会相应减轻。

（6）避免剧烈运动

如果想做运动，应该选择运动幅度比较小、运动量少的项目，如步行、广播操、八段锦、太极拳等。

10. 经期可以洗头吗?

临床上常听一些患者说经期都不敢洗头了，一洗头，经量就变少、痛经或头痛等。这是因为经期身体的抗病能力较低，洗头又会使毛孔增大，更易受到风寒邪气的侵袭而致。但并非经期完全不能洗头，而是经期洗头要格外注意以下问题：

❶ 洗头时，水要保持温热。在夏季不要图一时的凉快，而用凉水洗头。

❷ 洗头后，及时用热风吹干。尽量不要太晚洗头。晚上一定要等头发干了，湿热之气散发完了再去睡。否则没有干透的头发遇风易使身体着凉，冬天更甚。

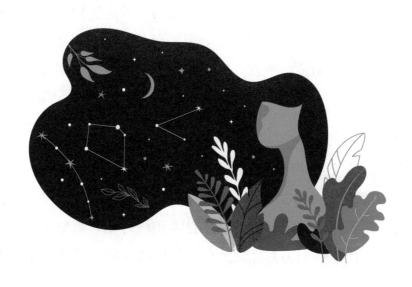

❸ 在洗头后，除及时擦干或吹干头发外，还要及时更换弄湿的衣服，以免着凉。

❹ 出门前，应该确保头发已干，衣服也是干爽的，以免感受风寒之邪。

当然，每个人的体质不同，在经期时的抵抗力也不同。体质较好的女性，在经期洗头没有什么不良影响，而对于体质虚弱的女性来说，此时抗病能力较差，一定要特别小心。

11. 青少年和青年女性外阴的日常护理要点是什么？

女性的外生殖器构造比较复杂，皮肤、黏膜皱襞较多，青春期内分泌旺盛，既有汗腺、皮脂腺的分泌物，又有宫颈和阴道的分泌物。阴阜和阴毛能够黏附一些白带、经血等，大、小阴唇同阴蒂之间的空隙也易存污垢。阴道口前后又有尿道口和肛门，极易受到尿液及粪便的污染，并可产生异味。

此外，外阴部的污垢还是病原体极易生长和繁殖的地方，病原体容易以此为基地，向泌尿道和阴道侵袭，引起泌尿系感染如尿道炎或内生殖器如阴道、子宫、卵巢和输卵管的炎症。因此必须做好外阴的清洁卫生。

（1）养成每日清洗"下身"的习惯

女性每天晚上应用清洁的温水清洗外阴，用具如毛巾、盆要专用。更不能与洗脚用具混用。洗外阴时，应先内后外，从前向后，优先清洗尿道口、阴道口，然后才是大阴唇外侧、阴阜及大腿根部内侧，最后清洗肛门。月经期还应增加清洗次数。清洗时动作要轻柔、仔细。因为外阴部的皮肤、黏膜比较柔嫩，容易受损。一般不必清洗阴道，因为阴道内寄生的阴道杆菌，能分解阴道上皮细胞中存在的糖原，产生乳酸，使阴道保持弱酸性的环境，能够抑制致病菌的生长。

（2）每天换洗内衣内裤

女性要经常更换内衣、内裤。内裤最好每日换洗，尤其是被分泌物污染的内裤要及时清洗干净。

（3）便后擦拭应注意

女性大便后要由前阴向后擦，先擦干尿液，再擦肛门，万不可由后往前擦拭，以免将粪便带到阴道及尿道口造成污染。

12. 哪些是异常的白带?

当女性的白带发生色、质、量和气味的异常时，常常提示某种疾病的可能性。女性自身应当第一时间发现，自我诊断，及时就诊。常见异常白带如下：

（1）泡沫状白带

白带呈黄色、灰黄色或黄绿色，像米汤样混有泡沫，有腥臭味，量多，常常浸湿内裤，使阴道或外阴发痒或有烧灼感。这种白带多见于滴虫性阴道炎，有时也见于子宫内膜炎。

（2）豆腐渣样白带

白带为乳白色凝块状，呈豆腐渣样，量多，有时外阴也附有白色的膜状物，不易擦掉，伴有外阴瘙痒和灼痛。常见于霉菌性阴道炎。

（3）脓性白带

像脓液一样，呈黄色或黄绿色，黏稠如鼻涕，有臭味，可伴有腹痛。多见于子宫内膜炎、急性盆腔炎、老年性阴道炎、宫颈结核、子宫黏膜下肌瘤、子宫翻出、阴道异物，有时也见于慢性宫颈炎。

（4）血性白带

白带内混有血液，血量多少不定，在房事后或大便后出血增多，常见于良性或恶性肿瘤，也可见于宫颈息肉、宫颈结核、宫颈炎、子宫内膜炎、老年性阴道炎及带环出血等病症。

（5）汤水样白带

白带像黄水样或洗肉水样，也有的像米汤，绵绵不断，有恶臭味。常见于子宫颈癌、子宫体癌、输卵管癌，有时也见于子宫黏膜下肌瘤、宫颈息肉合并感染。

白带减少也是不正常的。如果育龄期女性白带减少到不能满足生理需要，经常感到外阴干涩不适，这是由于卵巢功能减退，性激素分泌减少引起的。绝经后女性感觉阴道干涩，是卵巢萎缩、性激素分泌明显减少所致。

13. 少女为什么也会出现外阴瘙痒?

青春发育期代谢旺盛，汗腺分泌较多，卵巢功能也十分活跃，白带随之增多。而女性外阴的阴唇皱襞部位容易积存污垢，外阴离尿道、肛门又很近，容易受到污染而发生瘙痒。青春期少女月经来潮后，如果不注意经期的阴部卫生，经血和阴道分泌物污染和刺激

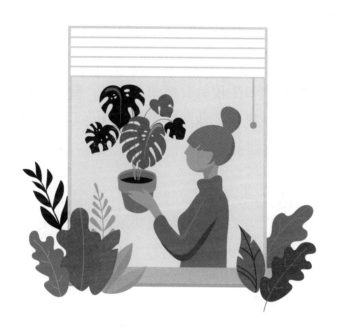

外阴部也可以引起瘙痒，甚至发展为炎症。这些多为细菌性炎症，而滴虫性外阴阴道炎的发病率在青春期后明显增高。滴虫性外阴阴道炎的发生，主要通过公共浴池、浴盆、浴巾、便器或与患病亲属接触等间接途径感染所致。

其他因素，皮肤病如湿疹、疥疮、接触性皮炎（如药物、卫生巾、卫生棉条等过敏）、肠道寄生虫（如蛲虫）、尿道炎等，都可以引起外阴瘙痒。外阴瘙痒也可能是全身性疾患的症状之一，如黄疸、白血病、贫血症等。还有一种精神、神经性瘙痒，这些少女一般外阴皮肤无任何不良刺激，仅仅是自觉发痒而去抓挠痒处，结果越抓越痒。

14. 少女外阴瘙痒怎么办?

(1) 保持局部清洁

月经期间要选用卫生检验合格的卫生巾;穿柔软、吸水性强的棉质内裤,并要勤洗勤换;沐浴洗澡,经期忌盆浴;每天用柔和的沐浴液清洗外阴,流动水冲洗净洗液,忌热水或肥皂烫洗。

(2) 及时就诊

对于外阴瘙痒,当采用一般清洗法不能解决问题时,应及时就医查清病因,有针对性地治疗。在医师指导下,选择合适的西药、中药内服药或外用洗剂治疗。

(3) 中药外洗法

用清热解毒、祛湿止痒的中药熏蒸、坐浴疗效显著。中药汤剂如苦参汤、花椒水单方或蛇床子汤等复方均有显著疗效。

如经典配方蛇床子汤:蛇床子、花椒、黄柏、地肤子、苦参各30克、白矾20克。每日一剂,水煎两遍,约3碗汤药,先熏后坐浴20 ~ 30分钟,即可达解毒止痒的效果。连续使用3 ~ 5天即可。

(4) 综合调理

烦躁易怒、内火旺盛会加重瘙痒症状。瘙痒时,要保持情绪镇静,尽量克制用手搔抓及摩擦患处,因为频繁搔抓只会越搔越痒,还容易继发外阴破损、感染;饮食要清淡,多食用凉性食物,多饮水,忌辛辣油炸助热食品;不吸烟、不饮酒以免生燥火之气。

15. 痛经发作怎么办?

　　女性在月经前后或者行经期间,感到下腹轻微疼痛、腹部坠胀等不适,通常是正常现象。如下腹部痉挛性或持续性疼痛,或伴有恶心、呕吐、面色苍白、晕厥等症状,还常常伴随恐惧、忧虑、抑郁等情绪变化,则为痛经病。痛经严重时甚至会影响生活和学习。

　　凡是有痛经症状的少女,不宜自行服用止痛药,应该先去医院妇科进行检查,以排除某些器质性疾病,如阑尾炎、胃肠炎、胆囊炎、宫外孕等,以免贻误病情。由医师来开西药止痛药、性激素治疗,或中医辨证施治。对于痛经的日常养护,主要运用中医药方法进行调护。

　　❶ 经期注意下身保暖。一旦出现疼痛,用热水袋放在下腹部热敷,以加速血液循环,减轻盆腔充血。喝些热的红糖鲜姜水,可以温经散寒止痛。血块较多,可以服用生姜水配益母草冲剂,以达活血化瘀止痛的效果。

　　❷ 使用艾灸法。痛经时对小腹部的关元、气海、天枢等穴位或腿部足三里、三阴交等穴位,进行艾灸,使皮肤感到温热而不发烫,熏一卷约10多分钟,可达到温经止痛的效果。

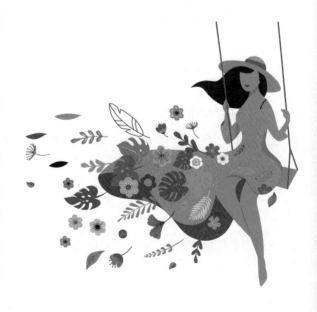

❸ 针灸或按摩穴位也可以快速止痛。常用穴位有中极、次髎、地机或三阴交、足三里等。

❹ 温经活血、理气止痛的药食两用方。如益母草30克、老生姜15克、红糖30克，或香附9克、生艾叶9克、红糖30克，煎成浓汁，痛经时每天服3次，直至不痛为止。

16. 预防痛经问题，平时要注意什么？

（1）痛经严重者应寻求专业检查治疗

以上自我处理办法仍不能有效缓解症状，建议下次月经前3～7天到中医或西医门诊进行检查和辨证论治；或在医师指导下服用一些中成药，如艾附暖宫丸、血府逐瘀汤、温经止痛丸、四物汤等。

（2）中医针灸治疗

寻求中医针灸师进行一两疗程的针刺或灸法治疗也是非常有效的办法。

（3）注意日常生活禁忌

平时应加强锻炼，提高身体素质；注意劳逸结合，保证充足的睡眠时间；经前忌食生冷、刺激性食物；多吃青菜、水果，让大便通畅，也利于经血排出。

第三部分
乳房健康与保养

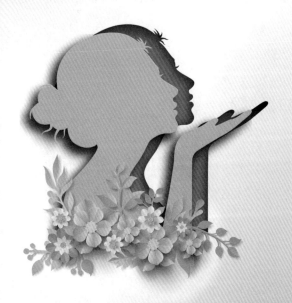

17. 给乳房穿上舒适的衣服有什么作用？

胸罩是成年女性必备的内衣保健用品，也让女性胸部曲线更加迷人。女孩子发育过程中，要根据乳房大小和身体胖瘦变化来选择合适的胸罩；乳房发育基本定型后，就要及时选戴合适的胸罩。佩戴后要感到舒适而又无紧束感。回到家或晚上睡觉前应该取下胸罩让乳房减负。胸罩的质地要透气、柔软、吸水。要勤洗勤换，保持清洁。戴胸罩要养成习惯，无论春夏秋冬，持之以恒，坚持到老年。

佩戴合适的胸罩可以有如下作用：

❶ 可保护乳房。保护乳头不受擦伤，防止胸部外伤。

❷ 可美观塑形。支托乳房，聚拢乳腺脂肪，不但预防下垂，还有塑形作用，突出胸部曲线美。

❸ 预防乳房下部血液瘀滞而引起乳房疾患。

❹ 减轻心脏的局部压力，促进血液循环畅通，有利于乳房发育。

❺ 减轻由于体育运动或体力劳动造成的乳房振动，保护乳房免于受伤。

18. 怎么进行青春期乳房的保健？

除了注意佩戴合适的胸罩外，青春期注意乳房保健，养成有助乳房生长的生活习惯，合理饮食，适当运动，保持情绪舒畅，会让乳房更加丰满健美。

（1）健胸运动

青春期的体育锻炼，对男女青年都很重要。而女孩子胸部肌肉的锻炼更为必要，胸肌发达了，胸部看起来就更加健美。简单易学的健胸运动有扩胸运动、绕肩运动、俯卧撑、猫式伸展、曲肘开胸等。游泳也可以促进胸部发育。但在锻炼的过程中要佩戴适合运动、有保护作用的运动胸罩，做好乳房的防护工作。

（2）健康饮食

青春期应科学膳食，注意摄取足量的营养，在乳房开始发育的阶段尤其要多食用高热量或富含优质动物蛋白质的食物。如鱼、肉、蛋、豆类、核桃、芝麻、花生等高热量或富含蛋白质的食物，能增加胸部的脂肪量，保持乳房丰满。注意不能因片面追求曲线美而盲目地节食、偏食，注意营养均衡。

（3）健美姿势

站立、行走时应保持挺胸收腹的优美姿势；坐姿也要挺胸端坐，不要含胸驼背；睡眠时宜选择仰卧或侧卧位，不宜俯卧。发育较早的女孩子应该注意避免因害羞而故意含胸，久而久之形成习惯则很难纠正。

（4）舒展情怀

多开展娱乐养生活动，保持心情舒畅，避免七情过度，尤其是恼怒、抑郁、忧伤等不良情绪，往往造成肝经不顺畅，肝气郁滞，或郁久生痰化火，导致乳房疼痛、乳腺结节等病症。

（5）乳房按摩

在特殊时期进行乳房按摩可以很好地缓解乳腺胀满疼痛等不适

症状。如经期前、怀孕期、哺乳期，或患上乳腺小叶增生、乳腺囊肿等因为体内性激素波动引起乳腺周期性疼痛。这些问题可以配合中医中药、针灸、推拿治疗，或在医师指导下，在家进行自我按摩保健、热敷等，可以缓解疼痛。

乳腺自我按摩的方法是先在乳房抹上舒筋活络的精油或按摩油。两手五指并拢，顺乳管走向，交替从两侧乳房的上、下、左、右四个边缘向乳头的中央进行推摩。对于乳腺增生结节，还可配合使用指腹螺旋式按摩法。以乳房发热，皮肤微微泛红为度。每次可以按摩10～15分钟，每天可以按摩多次。注意力度宜柔和。

19. 学习乳房自我检查有必要吗？

想要保障乳房健康，及时发现乳房异常，女性学习观察、触摸自己乳房的办法是非常有效的途径。因为唯有自己才是最熟悉、最细心呵护它们的人。一旦发现可疑问题，及时就医，及时医疗干预，以免贻误最佳治疗时机。

自我检查时间：月经干净后3～5天，或月经来潮后第9～11天进行乳腺检查最客观。因为生育期女性在这期间乳腺受激素影响最小，腺体组织最薄最软，最便于触摸检查。面对镜子，按以下步骤开始检查吧。

（1）仔细查看

双手高举过头进行仔细观察。双手叉腰、挺胸、收腹，进行仔细观察。然后，双手自然下垂进行仔细观察。上述检查方位均应观察如下内容：

❶ 看看乳房外形是否左右对称。

❷ 看看乳房皮肤有无皱缩、隆起、溃烂或呈橘子皮样。

❸ 看看乳头有无畸形、突起、回缩、凹陷、糜烂及脱屑。

（2）认真触摸

具体方法如下：

❶ 用触摸的方法检查乳房，站着或躺着均可。躺着检查乳房时，头下不要放枕头，检测一侧肩下可垫一个小枕头；如果是在洗澡时检查，双手要抹一些肥皂或涂少量的润肤油、乳液等，以便于手在乳房部位的顺利滑动。检查时，把一只手放在脑后，用另一只手的示指、中指及无名指的指腹来触摸。

❷ 以按压、螺旋、滑动的手法，对整个乳房进行地毯式的检查，还要记得检查腋窝、锁骨上下及胸骨旁淋巴结。

❸ 用大拇指及示指轻轻捏住乳头，看看是否有分泌物，并进行按压，看看乳头下有无硬块。

❹ 检查完一侧乳房，再检查另一侧乳房。

（3）检查要领

❶ 范围。检查两侧乳房，应包括检查锁骨上下方、胸骨中线、肋骨下缘及腋下淋巴结，不要有遗漏。

❷ 指法。错误指法——用指尖按压或大把抓。正确指法——用指腹进行按压。用力的方法——宜先轻轻触压，然后再稍稍深压。

❸ 重复。仔细重复 2 ～ 3

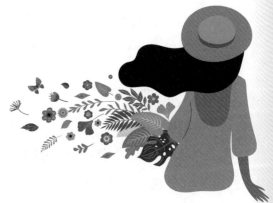

遍每个检查步骤。

发现可疑问题或自己无法判断，必须请乳腺科医师进一步做更专业的检查。一般说来，除了自我定期检查外，每年应定期 1 ～ 2 次接受医师的手诊。

20. 乳房疼痛的常见生理性原因及其类型有哪些?

很多女性都经历过乳房疼痛的困扰。其原因有生理性的、有病理性的，让我们来了解一下常见原因吧。发现异常疼痛尤其是病理性乳房痛要及时就医，方不致贻误病情。生理性乳房疼痛有以下几种类型:

（1）青春期乳房疼痛

一般发生于 9 ～ 13 岁女孩子，乳房开始发育，有时会有轻微的胀痛。随着乳房的发育成熟，疼痛会自行消失。

（2）经前期乳房疼痛

约有半数以上的女性在月经来潮前有乳房胀满、发硬、压痛的症状，严重者乳房被轻微碰撞即胀痛难忍，原有的颗粒状或结节感更加明显。月经来潮后，乳房疼痛的症状也就自然缓解了。

（3）孕期乳房疼痛

妊娠期间乳房疼痛，是因为怀孕后胎盘、绒毛分泌大量的雌激素、孕激素和催乳素，使乳腺增生、乳房增大所致。这是一种生理性疼痛，一般不需要治疗。

（4）产后乳房胀痛

产后3～7天，产妇常出现双侧乳房胀满、硬结、疼痛的情况。产妇尽早哺乳就会慢慢消除。有硬结时可在哺乳前进行热敷和按摩，也可用吸奶器将乳汁吸出来，促使乳腺导管通畅。

（5）人工流产后乳房胀痛

有些女性在人工流产后常出现乳房胀痛的症状，并可触及肿块。这种疼痛不用治疗，等体内激素水平自行调整好了，疼痛也就消失了。

（6）性生活后乳房胀痛

这与性生活时乳房生理性变化有关。性欲淡漠或者性生活不和谐者，因达不到性满足，乳房的充血、胀大就不易消退，或消退不完全，持续性充血会使乳房胀痛。因此，女性和谐、良好的性生活有利于乳房气血更加舒畅。

21. 乳房疼痛的常见病理性原因有哪些?

乳房疼痛是妇科临床很常见的症状，其原因多种多样。常见的病理性乳房疼痛原因有以下几种：

（1）增生性乳房疼痛

增生性乳房疼痛的发作有一定的规律，常于经前出现症状或症状加重，经后自然缓解或消失，与生理性月经前乳房疼痛较为类似，但疼痛为胀痛或针刺样痛，有时可伴有同侧腋下或肩背部疼痛，如果触摸、按压即有轻到中度触痛者，乳房内又出现颗粒样结节，则考虑为增生性病变。

（2）炎性乳房疼痛

产后乳房疼痛大多是由乳腺炎引发的，主要是乳腺管被阻塞、乳汁淤积后导致感染而发。

（3）物理损伤性乳房疼痛

哺乳期护理不当或宝宝用力吸吮造成乳头皲裂；乳房有外伤时也会导致疼痛；佩戴不合适的胸罩造成局部压迫也可以导致乳房疼痛。

（4）恶性病变导致的乳房疼痛

如果乳房疼痛仅为轻度隐痛或钝痛，并无明显规律地发作，仅为偶发或阵发，虽然有些为持续性，但因疼痛不明显而常常被忽略，然而这种貌似不很痛苦的乳房疼痛，可能是早期乳房部恶性疾病的信号，应当高度警惕。

乳房疼痛是乳腺专科常见的临床症状之一，原因复杂多变，因为与一些恶性疾病存在一定的联系，所以常致一些女性惊慌失措。但也有些人对此麻痹大意，对自身出现的乳房疼痛掉以轻心，不经医师诊断就自认为是正常的生理现象，导致一些良性疾病发展为恶性疾病。这两种态度都是不可取的。

22. 良性乳房肿块常见原因有哪些?

除外恶性乳腺肿瘤，许多乳房肿块是良性的。常见良性乳房肿块类型及原因有以下六种。

（1）乳腺增生

育龄女性在月经周期中，激素的变化有可能导致乳房产生变化而形成乳腺增生。

（2）纤维腺瘤

纤维腺瘤是女性常见的良性乳房肿瘤。肿块坚实，呈圆形，有韧劲，通常不痛，推压时有较大的活动性。纤维腺瘤好发于20～30岁之间。

（3）乳腺导管内乳头状瘤

多发于45～50岁之间的中年女性。

（4）乳房外伤性脂肪组织坏死

创伤使得乳房脂肪组织形成结实、坚硬、不痛的肿块。

（5）乳腺炎

乳腺炎多发生于正在哺乳的女性身上，其原因是细菌由乳头侵入输乳管，在局部发炎的部位形成肿块，同时有红、肿、热、痛等炎症反应，而且常伴有发烧等全身症状。非哺乳期的女性也会得乳腺炎，其常见原因是乳头凹陷或乳头局部不洁。

（6）积乳囊肿

又称乳汁潴留样囊肿。常见的是哺乳期某一导管阻塞，引起乳汁淤积而形成囊肿。

以上乳腺肿块虽然是良性的，也要及时求医问药。有的需要尽早手术切除。有的结合中医药清热解毒、消肿排脓、活血化瘀、疏肝解郁等方法，可以获得显著的疗效，如果配合按摩、针灸等中医治疗手段则疗效更好。

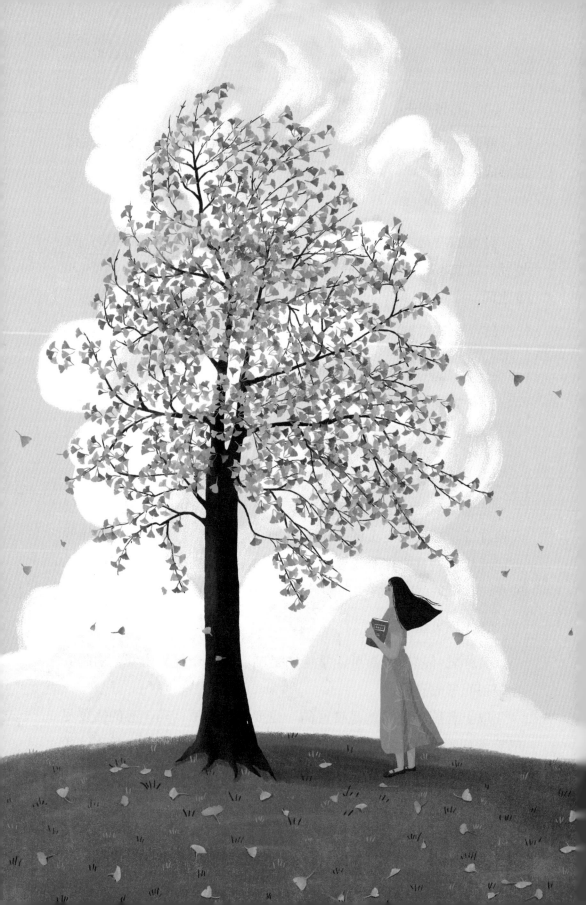

23. 恶性乳腺肿瘤常有哪些表现?

乳腺癌是发生在乳腺组织的恶性肿瘤,是妇女最常见的恶性肿瘤,其发病率在我国十大恶性肿瘤中居第四位。乳腺癌发病与月经、婚姻、孕产、哺乳、体型、饮食习惯、乳房外伤、乳腺良性疾病、乳腺癌家族史及经济生活水平等因素有关。大多数发生于40～60岁之间绝经期前后的妇女,男性也有发生。

了解一下乳腺癌的表现吧!如果你身边亲朋有这些症状,就请她尽快到医院就诊:

❶ 乳房有肿块,质硬,不光滑或者乳头有溢血性分泌物。

❷ 两侧乳房不对称。

❸ 乳头回缩,乳房皮肤呈橘皮样改变。

❹ 乳房轮廓改变,出现轻微外凸或凹陷,或者乳房抬高,令两侧乳头不在同一水平面上。

❺ 乳头或乳晕处出现表皮糜烂、湿疹样改变。

❻ 乳房显著增大、红肿,变化进展较快。

❼ 乳房缩小,乳头位置回缩。

❽ 腋窝淋巴结肿大,有时可感到腋窝内有物体挤压感,甚至乳房局部可破溃形成溃疡,可出现锁骨上淋巴结肿大,还伴有骨痛、腰痛、腹胀和消瘦等症状。

第四部分

性爱与生殖健康

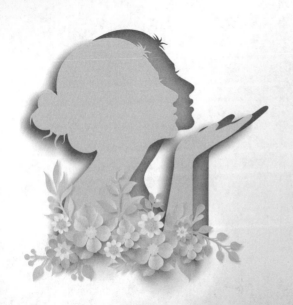

24. 如何正确对待青春期性萌动?

孩子进入青春发育期, 随着身体的发育, 性意识开始萌发, 从朦胧到好奇发展到主动探究与追求。青春期更是学习和积累知识为自己未来打基础的黄金时代。青少年女生们应珍惜自己的青春与正在发育的身体, 把主要的注意力和兴趣投入到学习、工作中去, 这对于未来事业及生活幸福都有积极意义。应该正确对待性萌动, 积极主动接受科学的性教育。性教育, 包括性知识和性道德两个方面。

性知识方面, 女性主动了解青春期正常的生理变化。青春期的最大特征是性器官的发育与成熟, 性意识萌发, 从朦胧到好奇发展

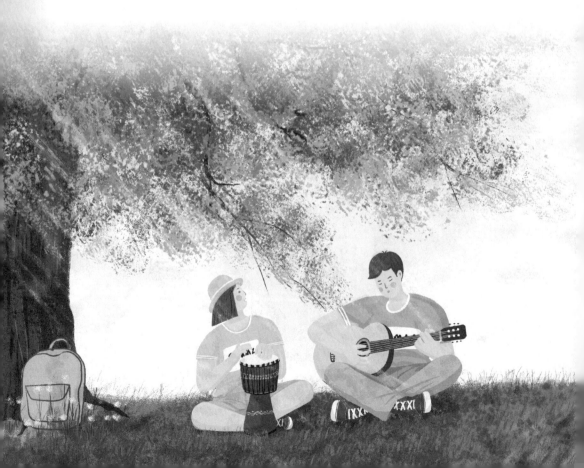

到主动探究，慢慢消除性成熟带来的羞涩、焦虑、紧张、恐惧等心理困扰。避免因为痴迷于感情纠葛，荒废学业，甚至触犯法律，走上犯罪道路。青少年女生宜培养个人明辨是非的能力，主动了解性知识，接受性道德教育。

性道德方面，充分了解两性关系中的行为规范，消除两性间的性神秘感。正确区别和重视友谊、恋爱、婚育的关系；升入大学的女生年龄虽已经达到法定结婚年龄，但在求学期间，要明确此时自己的任务是学习知识，即使遇到了意中人，也要以爱情助力学业有成，不要过早或轻率地开始性生活。提倡追求成熟的爱情，学业爱情双丰收，提倡晚婚晚育，毕业工作后再考虑生育。女生们需了解性活动相关问题，性冲动、手淫、早恋、性行为等，预防性行为带来的早孕、流产问题，甚至掌握性病的预防知识。

25. 如何克服让人羞涩的性冲动？

青春期男女出现性欲和产生性冲动，这是生理发育和心理发展的正常现象。但有些青春期少女由于缺乏性知识，对自身出现的性欲体验感到害羞、迷惑、恐惧、焦虑，甚至产生罪恶感；也有因好奇而盲目追求，以至于沉溺其中而不能自拔。青春期少女要如何理智地控制性冲动呢？

（1）正确认识男女间的交往

男女之间的交往应该是自然、坦率和友好的，时刻保持冷静的头脑，要用理智来控制自己的感情，要珍惜双方纯洁的友谊。青春期的少女最好不要去社会上的娱乐场所，避免频繁地与异性单独接触；慎重交友，不与作风不正派、低级趣味、行为下流的人交往，以免误入歧途。

（2）增强自身修养

青春期女性应培养健康性道德观念，自觉抵制淫秽、低级、下流的不良刺激；平时不要阅读淫秽的书刊、看淫秽的电影等，更不要效仿，养成过度手淫的习惯。

（3）生活学习有规律

生活作息要有规律，把主要精力放在学习上。休息时尽快入睡，不要胡思乱想；早醒即起，不赖床；不酗酒、吸烟；保持外阴的清洁，不穿紧身裤，减少对外生殖器的不良刺激，这些生活细节都有助于降低性冲动，把精力引到学习、运动等有意义的事上。

26. 如何对待自慰问题？

自慰，又称手淫，是用手、衣物或器具等摩擦自身外生殖器或其他性敏感区（如阴蒂、小阴唇或乳房），引起性兴奋和性高潮，得到快感后使性紧张彻底消退的行为，医学上称其为"自慰"。

自慰是男女青年性心理发育和性意识增强的具体表现，主要是为了缓解或减轻青春期的性紧张，消除生理上的胀满感。自慰以男青年多见。女青年常常由于阴道和性腺的分泌增多，引起生殖器官和盆腔充血，也会出现充满的感觉，产生性冲动，随之出现缓解欲，就有了手淫现象。

有些少女常常为自慰而感到内疚、恐惧和忧虑，担心影响日后的夫妻性生活，甚至认为自己不再是处女了，但又挡不住性刺激的诱惑而继续重蹈覆辙，从而整日忧心忡忡，精神负担十分沉重。其实这些担忧都是不必要的。偶尔自慰对健康并没有什么影响，也不会影响婚后的性生活。临床上，有过手淫经历的女性较少出现性功能障碍，手淫还是治疗女性性功

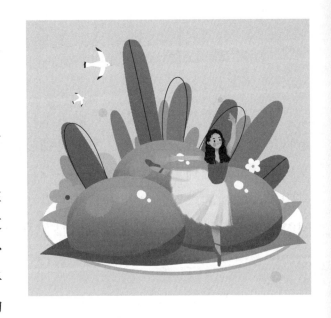

能障碍的重要方法。有节制地自慰可以缓解性紧张，让其性要求得到自我满足，这样精神反而舒畅，体力反而充沛。所以，青春期女孩或未婚女性每月自慰1～2次以缓解性紧张是适当的，不会危害身体健康。

过度自慰或作为嗜好，可能会对身体和心理产生一些不良的影响。长期频繁自慰，可能造成腰酸腿软、神疲乏力、神经衰弱；严重的会导致性功能障碍或抑郁症、强迫症、精神异常。而中医认为过度自慰和性欲过度一样会耗散人体精血，造成肾精亏虚，气血虚弱，导致中年早衰，是"伐性之斧"。因此，男女青年都应减少自慰的次数，以免给健康带来不良的影响。

因此，青少年女生不要染上过度自慰习惯，如已染上者，则要树立坚强意志，理智克制之。平时要做好经期卫生保健，注意外阴卫生，不穿紧身裤。要注意隔离和消除带有色情内容的语言、书报、影音制品等环境因素。安排好课余时间，积极参加丰富多彩的文体活动，把旺盛的精力放在学习和运动上。

27. 对性生活可能带来的问题，你做好准备了吗？

大中学时期是学习知识为自己未来打基础的黄金时代，同时也是青年男女交友的美好时光。那些找到心仪对象陷入幸福旋涡中的女生们，你是否确定他值得你托付终身？是否在犹豫要不要答应热恋中男友的性要求？还是开始尝试了男女性生活，享受性爱欢乐的同时也为此惴惴不安？男女双方对性生活可能带来的怀孕、感染、损伤问题，你做好准备，有应对措施了吗？男朋友有能力承担呵护责任吗？

（1）损伤

女性20岁之前的身体还在发育中，外阴及阴道都比较娇嫩，性交时可能会使外阴、处女膜等撕裂，严重者造成阴道后穹隆裂伤、大出血。

（2）感染

由于缺乏卫生观念，或恋爱场所不卫生，容易将一些病原微生物或污垢带入阴道，造成生殖道感染，如外阴炎、阴道炎、宫颈炎、盆腔炎，甚至宫外孕、性传播传染病，例如尖锐湿疣、梅毒、艾滋病等。

（3）紧张

青少年在偷吃禁果时，情绪多较为紧张、激动，可能导致输卵管痉挛、腹痛、意外妊娠、宫外孕，或男子阳痿、早泄、遗精等不良后果。偷吃禁果后也常常使少女产生负罪感，从而造成严重的心理创伤。一旦恋爱失败，从此会对男性高度戒备，拒绝寻找新的男友，甚至导致性欲减退、性敏感性降低和性冷淡，影响未来家庭幸福。也有的从此发展为冷酷个性，脾气暴躁，对他人易产生敌意、怨恨等不良心态。

（4）怀孕

性生活中没有做好避孕，导致少女怀孕、流产是临床最常见、危害最大的事情。女生不能放弃学业去生育，只能是去做流产终止妊娠。不管是药物流产或者人工流产对女性身体都是有伤害的。多次人工流产还会容易导致子宫内膜损伤、月经不调、宫腔粘连、盆腔炎，甚至继发不孕、习惯性流产、宫外孕、子宫腺肌瘤等疾病的发生。

（5）误诊

有些女青年怕遇到熟人，羞于到正规医院去做终止妊娠手术，而选择到医疗条件和诊疗水平较差的私人诊所就医，或到小药店购买口服流产药物，结果导致流产不全或大出血，甚至危及生命。另外，为了掩人耳目，流产后继续原来的生活学习，没有好好调养与休息，甚至没有按医师要求禁欲一个月又开始性生活，子宫、体能没能及时恢复，造成新伤害。因此，一旦意外怀孕做流产术，一定要在家人陪同下，到正规医院的妇产科就诊。切记身体是第一位的。

因此，建议在校青少年女生们应当特别珍惜自己宝贵的身体，遇到心仪的人恋爱了，也要让爱情经受时间的考验，要守好自己的底线，来日方长，静心等待。不要因为顺从对方或任性随便过早与人发生性关系，以免留下终生的遗憾与身心伤害。等到恋爱双方都有条件、有能力承担成年人生活的责任，或谈婚论嫁时，再考虑你们身心结合，那才是最幸福、最美好的事。在学生时代，要让身心健康成长，把爱情化作上进的动力，把注意力和兴趣投入到学习中去，这对于身体的健康和将来的事业及幸福生活都有积极意义。

28. 常用的避孕办法有哪些?

避孕主要是采取措施抑制精子或卵子的产生，或阻止精子与卵子的结合，使女性暂时不能受孕。避孕的方法不但要科学，而且要安全有效、简单实用，且对夫妻的性生活及性生理无不良影响。选择科学、安全、有效的避孕办法对夫妻或性伴侣的美好的性生活至关重要。

现行的避孕方法可以分为以下四类，它们的特点也各有不同。

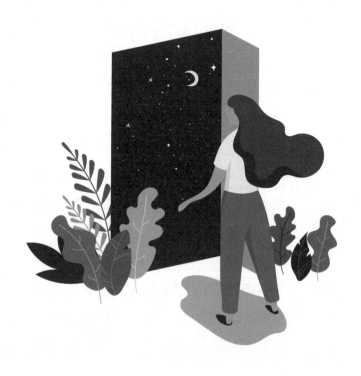

（1）工具避孕

工具避孕男女都有，最常见的是男用避孕套。避孕套使用简便，效果可靠，并能有效预防性病传播。女用避孕则是在子宫内安置节育器（又称节育环），具有最长效、安全、经济的特点，想怀孕时取下即可，目前是我国育龄妇女使用最广泛的避孕方法。

（2）药物避孕

药物避孕有口服、注射、皮埋几种途径。最常用的是口服避孕药。身体健康的妇女都可服用。注射避孕针剂也是一种简单、安全的方法，注射一次可避孕1个月或3个月。皮下埋植避孕就是用手术方法将避孕药埋植于上臂的皮下，通过药物缓慢释放达到避孕目的。药物避孕分紧急避孕、短效避孕、长效避孕。药物避孕要在医师评估下处方用药，不可随便购药使用。运用性激素药物避孕的缺点是会干扰内分泌，引起月经失调，个别还有胃肠道反应。

（3）手术避孕

手术避孕是指用手术方法结扎输卵管或输精管，达到永久性避孕目的，也叫"结扎""绝育术"。这种方法安全，而且一劳永逸，对不再生育的男女或因病不宜妊娠的夫妇尤其适合。

（4）自然避孕

自然避孕是指掌握女性的排卵期，避免在排卵期前后5天之内进行性生活，不给精子与卵子结合的机会。这种方法也叫安全期避孕法，这种办法只对月经规律性强、排卵准时的女性相对比较安全。但此法往往并不可靠，不推荐采用。

需注意，各种避孕方法均各具其避孕效果，但仍存在一定避孕失败风险。

29. 什么情况下宜采取紧急避孕?

为了防止可能的怀孕,出现以下几种情况后应立即服用紧急避孕药。

❶ 未采取避孕措施,特别是初次发生的性交。

❷ 避孕套破裂或滑脱在阴道内,体外排精失控。

❸ 阴道隔膜放置不当,性交过程中脱落、破裂或过早取出。

❹ 计算安全期避孕日期可能不确定。

❺ 宫内节育器部分或完全脱落。

❻ 漏服口服避孕药。

❼ 受到性攻击后。

出现以上情况,可在发生性交后72小时(3天)之内,在医师的指导下服用毓婷等口服避孕药,可达到紧急避孕的目的。

30. 多次人工流产有什么危害?

人工流产术是一项通过手术的方式终止妊娠的操作,是避孕失败后一种迫不得已的补救措施。目前,人工流产术的安全性较高,但少部分患者仍会在人工流产术中、术后出现并发症。早期妊娠,经负压吸引流产后,休息3～7天,年轻人可以较快康复。

人工流产虽然是一种小手术,但毕竟不是在直视下进行,吸宫和刮宫等操作只能凭手的感觉来体会,有时因操作不慎会发生一些并发症或后遗症,如吸宫不全、子宫出血、子宫发炎、子宫穿孔、子宫内膜异位症、不孕症等。

近年来无痛人工流产的普及，使女性避免了刮宫时难忍的痛苦，但是子宫内膜过度搔刮损伤造成的月经量少、宫腔粘连等后遗症却越来越多。所以，人工流产只是避孕失败的权宜补救之计，千万不能当作常用的避孕手段。

女性一生有20～30年处在生育期，夫妻或性伴间在享受性爱同时，一定要选择合适的办法做好避孕工作，这是直接关系到女性身心健康和家庭幸福的大事。

31. 什么是性病？哪些途径可以传播性病？

性病即性传播疾病，是以性接触为主要传播方式的传染病。目前被世界卫生组织列入性传播疾病的病种很广，包括梅毒、淋病、非淋菌性尿道炎、阴道滴虫病、阴虱病、生殖器念珠菌病、细菌性阴道病、乙型肝炎、疥疮、传染性软疣、股癣等20余种疾病。我国只将梅毒、淋病、非淋菌性尿道炎、尖锐湿疣、生殖器疱疹、软下疳、艾滋病7种疾病列入国家性病监测范围。

性病是在性接触过程中将病原体传染给性伴侣造成的。性生活引起的机械性损伤、擦伤或撕裂则易使病原体直接传染给对方。引起性传播性疾病的病原体必须在适宜的温度与湿度等条件下才宜于生长繁殖。当性病患者与健康人进行性接触时，由于双方身体的皮肤、黏膜之间，特别是生殖器、肛门、口腔等部位密切而频繁地接触，具备了温暖和潮湿的接触面，病原体很容易传播给对方，侵入健康人体导致感染。当然，

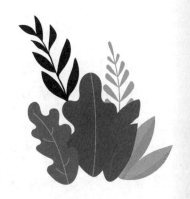

有些病原体也可通过间接的途径侵入体内。性病的主要传播途径包括以下几种。

（1）性行为感染

性行为主要包括接吻、触摸、拥抱、性交等，性交是主要传播途径。通过性行为传染性病在性病患者中占大多数，约为95%。性乱、卖淫、嫖娼是传染性病的主要途径。

（2）接触感染

健康人接触患者受损伤的皮肤、病变黏膜及分泌物等均可造成感染。

（3）血液感染

由静脉注射或输血造成的感染。

（4）母婴感染

女患者在妊娠或分娩中把病原体传染给胎儿。

（5）被动感染

健康人使用患者用过的衣物、用具、毛巾、便盆、浴池、注射器等造成的感染。

（6）医源性传播

使用未消毒或消毒不严格的医疗器械而被感染。

要预防性病的发生，应该从源头断绝感染途径，洁身自爱，避免不洁性接触。性生活前做好生殖器官的清洁卫生，采取屏障避孕措施，如避孕套。发现可能感染上性病，不要讳疾忌医，一定要及时就诊，以免感染给家人。

32. 女性在公共场所如何预防性传播疾病?

性传播疾病并非都在性活动中传染，间接传染现象也常见。

在日常生活中，由于一些公共场所的消毒措施不规范，很有可能接触到带有性病病原体的物品，无意间就可能间接传染上如淋病、梅毒、软下疳、尖锐湿疣、生殖器疱疹、滴虫病等性传播性疾病。女性朋友在外，一定要注意以下四方面以预防性病感染：

❶ 使用公厕时，若是坐式马桶，不宜直接坐在上面，宜在马桶圈上垫上一层卫生纸隔离，或用酒精消毒后用。

❷ 到公共浴池洗澡或是游泳池游泳时，放置衣物也要有隔离意识。把自己的衣裤装在自带的塑料袋或是包中，再放入公共衣柜。需要坐浴室的椅子换衣服也垫上自己的毛巾或衣物。不穿用别人的泳衣或洗漱用品等。

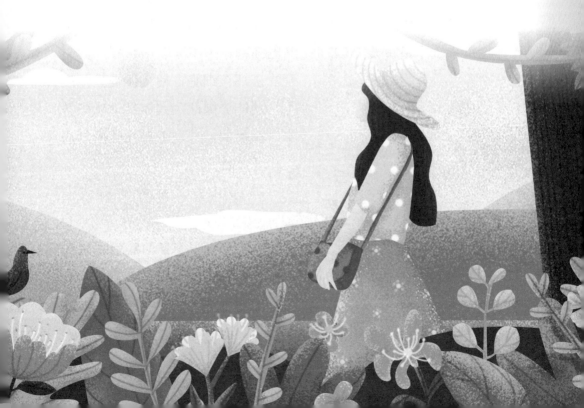

❸ 在宾馆住宿时，一定要检查被褥或床单是否干净。一种方法是闻，看是有洗涤剂清香，还是留有他人的气味。因为多数病菌会在脓液或是分泌物中存活一段时间，所以一旦发现这些物品不干净，应及时找服务员更换。洗澡尽量采用淋浴，不用公共浴盆浴缸，实在要用，做好二度清洗，最好先用开水烫一遍。自身用品特别是贴身用品要收好，放到自己的箱包里。

❹ 在公共场所养成良好的卫生习惯。人多地方、相对密闭空间里要戴口罩；外出回来要用洗手液洗手或消毒；饭前、便后洗手；勤洗澡，勤换内衣。注意保持衣物、用具的清洁和干燥，不给病原体创造生存条件。

33. 你了解艾滋病吗？艾滋病的主要传染途径有哪些?

艾滋病（AIDS），是一种危害性极大的传染病，由人类免疫缺陷病毒（HIV）引起。HIV是一种能攻击人体免疫系统的病毒，它把人体免疫系统中最重要的CD4+T淋巴细胞作为主要攻击目标，大量破坏该细胞，使人体丧失免疫功能。因此，人体易于感染各种疾病，并发生恶性肿瘤，病死率较高。

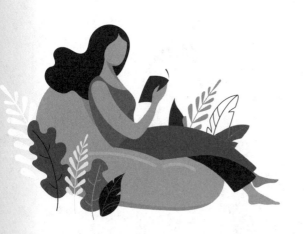

HIV在人体内的潜伏期平均为8～9年，在潜伏期内，可以没有任何症状地生活和工作多年。HIV感染者约有10%～30%的人将最终成为

艾滋病患者，还有20%～50%的人在5～6年内发展成为艾滋病相关综合征，即出现过敏反应迟钝、黏膜损害、皮肤疱疹、发热、疲劳、食欲不振、体重减轻和持续性腹泻等症状。一旦感染上HIV后，其感染期为感染后几个月至终生。

HIV存在于感染者的体液和器官组织内，感染者的血液、精液、阴道分泌物、乳汁、伤口渗出液中含有大量HIV，具有很强的传染性。泪液、唾液、汗液、尿、粪便等在不混有血液和炎症渗出液的情况下，没有传染性。已经证实的艾滋病传染途径有以下三类。

（1）性传播

通过两性行为传播是HIV的主要传染途径，不论同性恋还是两性之间的肛交、口交有着更大的传染危险。

（2）血液传播

❶ 输用未经HIV抗体检查的供血者的血或血液制品，以及类似情况下的输骨髓和器官移植。

❷ 注射器和针头消毒不彻底或不消毒，特别是儿童预防注射未做到一人一针一管危险更大；吸毒人员共用注射器是重要的感染源头。

❸ 口腔科器械、接生器械、外科手术器械、针刺治疗用针消毒不严密或不消毒。

❹ 理发、美容（如文眉、穿耳）、文身等的刀具、针具及浴室的修脚刀不消毒。

❺ 和他人共用刮脸刀、剃须刀或牙刷。

❻ 救护流血的伤员时，救护者本身破损的皮肤接触伤员的血液。

（3）母婴传播

已受 HIV 感染的孕妇可通过胎盘，或分娩时通过产道，也可通过哺乳将病毒传染给婴儿。

34. 如何做好艾滋病的预防?

艾滋病对人类的危害巨大。虽然全世界医学研究人员付出了巨大的努力，但至今尚未研制出根治艾滋病的特效药物，也还没有可用于预防的有效疫苗。现有的治疗办法是最大限度和持久地降低病毒载量；获得免疫功能重建和维持免疫功能；提高生活质量；降低 HIV 相关的发病率和死亡率。艾滋病的预防非常重要。艾滋病已被我国列入乙类法定传染病，并被列为国境卫生监测传染病之一。预防主要采取以下措施:

❶ 坚持洁身自爱，不卖淫、嫖娼，避免高危性行为。

❷ 严禁吸毒，不与他人共用注射器。

❸ 不要擅自输血和使用血制品，要在医师的指导下使用。

❹ 不要借用或共用牙刷、剃须刀、刮脸刀等个人用品。

❺ 使用安全套是性生活中最有效的预防性病和艾滋病的措施之一。

❻ 要避免直接与艾滋病患者的血液、精液、乳汁接触，切断其传播途径。

35. 你了解宫颈癌的危害吗? 哪些人属于宫颈癌的高危人群?

宫颈癌是常见的妇科恶性肿瘤之一，在女性生殖器官癌瘤中占首位，而且是女性各种恶性肿瘤中最多见的癌瘤，可谓女性"第一杀手"。主要症状是接触性阴道出血，或阴道排出脓液、臭液，有时症状不明显，被误作阴道炎而贻误最佳治疗时机。很多

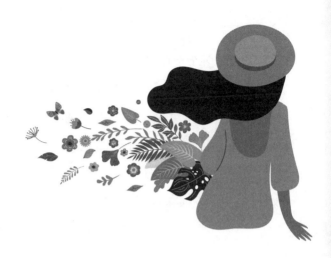

患者往往发现阴道症状加重，伴尿频、尿急或肛门坠胀、大便秘结、里急后重，或下肢肿痛等症状才求诊，这时病灶多半已转移，波及盆腔结缔组织、骨盆壁，压迫输尿管或直肠、坐骨神经，往往病已发展到晚期。

我国每年新发病例占世界宫颈癌新发病例总数的28.8%。宫颈癌多发于35岁以后的妇女，高峰期则为45～59岁，但目前发病年龄已经大大提前，20多岁女孩得病的也不少。宫颈癌较隐蔽，难于第一时间发现，虽然宫颈癌可怕，然而宫颈癌却是恶性肿瘤中唯一具有"三个唯一"特点的癌症，即唯一病因明确的癌症、唯一可以早期预防和治疗的癌症、唯一可以消灭的癌症。因此，了解本病的发病与预防，对于保护女性的生殖健康具有重要的意义。

高危型的人乳头瘤病毒（HPV）是引起宫颈上皮内瘤变和宫颈癌的主要病因。HPV感染的影响因素之一是不健康的性行为，而各种造成宫颈损伤和炎症的行为，也是HPV感染的重要影响因素。

以下为本病高发人群：

❶ 多个性伴侣者和不洁性生活史的妇女。

❷ 过早性生活、早婚的妇女。

❸ 早育，密产、多产者。

❹ 性保健知识缺乏，卫生条件落后地区的妇女。

❺ 有过宫颈重度炎症、撕裂、慢性炎症及阴道感染等症的妇女。

❻ 配偶有包皮过长或包茎的妇女。

❼ 其他一般影响因素：营养不良、长期口服避孕药、家族遗传，妇科检查器械造成的伤害也会增加宫颈癌发病的风险。

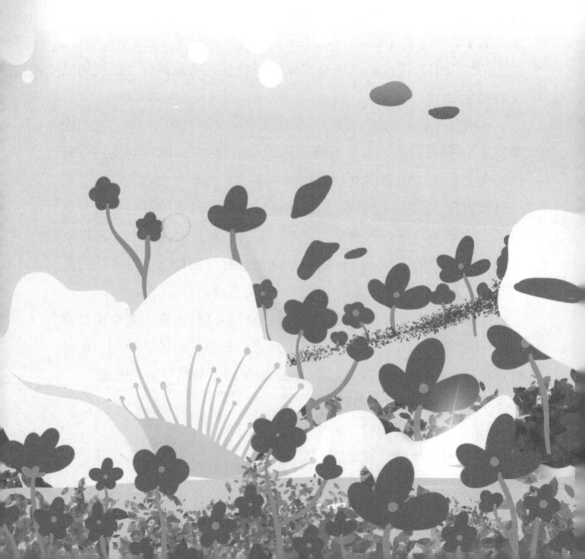

36. 你知道如何预防宫颈癌吗?

　　女性从青春期就应该学习预防宫颈癌的知识，积极参加HPV疫苗接种，了解高危人群应该主动做宫颈筛查的道理，并能告知身边的成年女性，把握住本病治疗最佳时机进行治疗。因为本病从早期的感染HPV病毒，发展到恶性的癌变需要6～8年的时间甚至更长。现代医学手段是可以把癌变检查出来，及时采取相应的措施的。

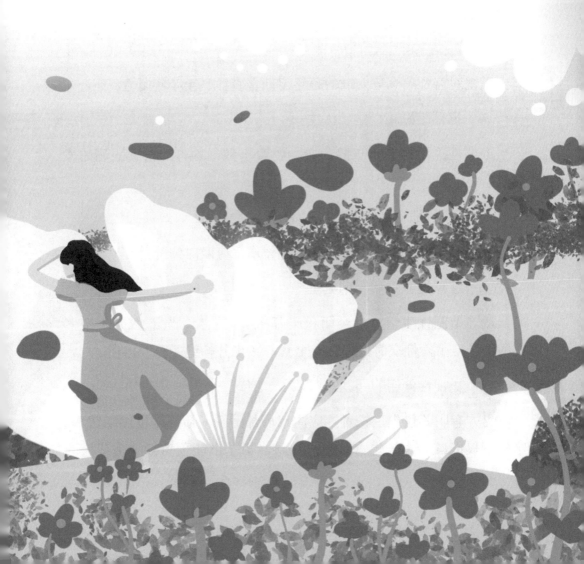

（1）注射HPV疫苗

45岁以前妇女均可以通过接种不同价位疫苗达到预防效果。而对于没有过性生活和没有感染过HPV的女性，注射HPV疫苗来预防感染至关重要。

（2）宫颈筛查

有性生活的女性接受宫颈筛查办法：18岁以后持续到65岁，每年做一次宫颈防癌细胞学涂片检查，如果连续三年没有问题，可以每两年检查一次。65岁以后，如果前10年检查都是正常的，就可以不用筛查。

（3）高危人群定查

重视对宫颈癌高危人群的每年定期普查，甚至半年复查。

（4）提倡晚婚和少生、优生

推迟性生活的开始年龄，减少生育次数，均可降低宫颈癌的发病机会。

（5）积极预防并治疗慢性宫颈炎症

分娩时注意避免宫颈裂伤，如有裂伤，应及时修补。

（6）注意性卫生和经期卫生

适当节制性生活，月经期和产褥期不宜性交，注意双方生殖器官的清洁卫生，性交时最好戴安全套，减少并杜绝多个性伴侣。

（7）重视性伴侣的问题

男方有阴茎包皮过长者，应注意局部清洗，最好做包皮环切术。这样不仅能减少妻子患宫颈癌的危险，男子也能预防自身阴茎癌的发生。

2020年11月由世界卫生组织正式启动的"加速消除宫颈癌全球战略"中特别重视青春期女孩接种HPV疫苗。即提出到2030年达到"90%—70%—90%"目标：实现"90%的女孩在15岁之前完成HPV疫苗接种，70%的妇女在35和45岁之前各接受一次高精度的筛查，90%筛查阳性和宫颈癌变确诊病例得到有效治疗，在21世纪末全球实现公共卫生问题层面的宫颈癌消除（即发病率降低至4/100000以下）。

37. 接种了宫颈癌疫苗，真的就安全了吗？

接种宫颈癌疫苗属于一级预防，即在没有得宫颈癌之前进行预防，防止宫颈癌的发生。女性接种宫颈癌疫苗后，可预防部分HPV高危型感染，降低宫颈癌的发病率。现有宫颈癌疫苗包括二价疫苗、四价疫苗、九价疫苗。二价疫苗主要预防HPV16和HPV18的感染。四价疫苗在二价疫苗基础上增加HPV6及HPV11的感染。九价疫苗在四价疫苗基础上增加HPV31、HPV33、HPV45、HPV52、HPV58的感染。

必须注意的是，接种了不同价位的宫颈疫苗后，只是预防部分HPV高危型感染，对于其他类型或变异类型的病毒作用还不能保证。因此，每个有性生活史的妇女，即便接种过HPV疫苗，依然要做好上述各种预防措施，防止宫颈损伤与感染，每年参加体检，做好宫颈筛查，及时发现问题。

第五部分
青春期女性心理维护

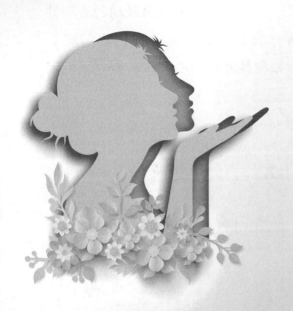

38. 为什么要重视青春期女性的心理维护?

青春期分青春发育期（12～18岁）和青年期（19～25岁）。青春发育期女孩称青春期少女，少女时期是初高中时期，有的五六年级就开始发育。随着身体发育，自我意识的增强，要求独立，求知欲强。其心理发育看似成熟却又不太成熟，对自己和别人的评价和认识社会能力还不成熟。而青年期女性正值高中毕业后上大学或走入社会的初期，她们经历学习、工作、恋爱、结婚、生儿育女，心理走向成熟而且逐步完善的重要时期。这两个时期都有各自心理特点，期间也会产生很多心理问题，需要特殊的心理维护。

我国政府非常重视儿童青少年心理健康问题，将此项工作列为健康中国建设的重要内容。因为随着我国经济社会快速发展，儿童青少年心理行为问题发生率和精神障碍患病率逐渐上升，已成为关系国家和民族未来的重要公共卫生问题。国家卫生健康委在2019年底，专门制定《健康中国行动——儿童青少年心理健康行动方案（2019—2022年）》，建成有利于儿童青少年心理健康的社会环境，形成学校、社区、家庭、媒体、医疗卫生机构等全社会联动的心理健康服务模式，以促进儿童青少年心理健康和全面素质发展。所以，儿童青少年心理健康的宣传教育、精神养生、心理维护等自然就成了首要任务。

39. 精神养生及其机制是什么? 有什么意义?

中医经典著作《黄帝内经·素问·上古天真论》"精神内守，病

安从来"的观点，认为人们通过调养精
神，可保身心和谐，防病延年。要做到健
康长寿，除了要有健康的体魄之外，更重
要的是还要有健康的精神。所以，精神养
生法，是指通过净化人的精神世界，自动
清除过多的贪欲，改变自己的不良性格，
纠正错误的认知过程，调和七情（即人的
喜、怒、忧、思、悲、恐、惊等人们对
外界刺激产生的七种主要情绪变化）。七情调和则情绪稳定，心态平
和、乐观、开朗、豁达，形神合一，身体内的五脏六腑功能就能正
常发挥，气血、经络的运转能有序进行，从而达到健康长寿的目的。

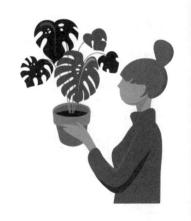

不良的精神状态，可以直接影响到人体的脏腑功能，使得脏腑
的功能失调，气血运行阻滞，正气虚弱，抗病能力下降，而易导致
各种疾病。现代医学的研究也证实心理因素对机体的健康有明显影
响。心胸豁达，性格乐观开朗的人，神经内分泌调节系统处于最佳
的水平，免疫功能也处于正常状态。

精神养生在防治心身疾病方面有着重要的意义。良好的心理素
质和情绪对健康的积极作用，是任何药物也替代不了的，所以应该
在全民中开展精神养生。

40. 青春发育期少女心理特征有哪些?

青春发育期少女的心理特征有以下四方面。

（1）个性发展

青春期少女的自我意识逐渐增强，喜欢用批评的眼光看待周围

的事物，对于老师和家长的正当干涉往往表现出反抗情绪。在青春期的后期阶段，其独立性会有进一步发展，但往往仍不客观、不全面、不稳定，因此在重要的问题的抉择上，仍然需要家庭和他人的帮助和指导。

（2）情绪发展

情绪波动较大，不善于克制自己。在处事方面多带有感情色彩。因此，应注意调节和控制情绪。

（3）性心理发展

随着性器官的发育，性意识觉醒，希望得到异性关注，喜欢和异性在一起，同时也受到异性的喜爱与追求。在异性面前表现自己，互相取悦，这是健康的性心理。此期如果没有正确引导，容易发生早恋，或受社会上别有用心者的引诱而上当受骗受到性侵害，特别需要及早教育。

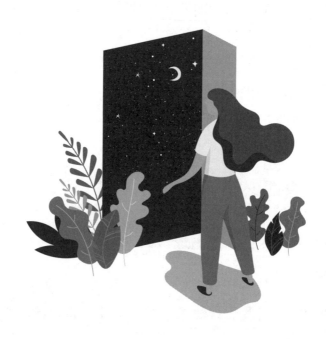

（4）个体心理发展

进入青春期，人的记忆力、注意力、抽象思维能力和逻辑思维能力都有所增强，兴趣、爱好变得更加广泛、稳定，渐渐形成了自己看待事物的标准，初步形成了个人的性格和对人生、世界的基本看法。但由于此时的意志力还不够坚强，分析问题的能力还在发展当中，一旦遇到挫折就容易灰心丧气，甚至可能出现理智无法战胜情感的现象。这时候需要诸师长的耐心引导帮助。

41. 青春发育期少女心理健康要达到什么标准？

青春期少女的心理尤其复杂多变，可以下面几点作为衡量一个青春期女孩的心理是否健康的标准。

（1）充满青春活力

青春期的女性，应该是朝气蓬勃、活泼好动的，其精力充沛、思维敏捷、情感活跃。而不是孩提时代那样易于吵闹、喜怒无常的样子了。

（2）喜欢交朋友爱交流

青春期的女性独立意识逐渐增强，社交范围明显扩大。喜欢被别人了解、喜欢，也喜欢去了解别人，喜欢交上几个知心的朋友，经常交流成长中的快乐与烦恼。

（3）有良好的心态

青春期的少女要保持一种乐观向上的心态，有坚定的信念、永恒的激情，适应能力强。

42. 青年期女性的心理特点?

19 ~ 25 岁青年期女性的基本特征为身体发育成熟,进入成人期。心理发育趋向定型,形成独特的人格特征;性意识产生,性生理和性心理成熟,进入恋爱结婚、成家立业的人生阶段。青年女性经常遇到的心理问题有:

(1)社会适应障碍

由于我国的就业形势严峻,尤其是一些地区的企事业单位仍存在歧视女性的现象,因此女性容易产生各种情绪障碍。

(2)人际关系适应障碍

当女性由美好的学生时代步入社会后,面对突如其来的复杂多变的社会关系,会显得不知所措。如果处理不当,就会给以后的事业发展留下隐患。

(3)自我意识所产生的问题

自我意识的出现,使女性产生强烈的自我表现心理和反抗心理。比如这时的她们通常会把父母的关心视为妨碍自身独立发展的因素,如家长催婚就是令许多男女青年烦恼的事。

(4)性心理

此时开始喜欢与男性交往,有主动追求心仪男性的强烈愿望。这时期交友往往仅凭主观印象,有时甚至依靠自己的冲动和幻想来选择异性朋友。由于女性特有的丰富的情感特点,一旦找到中意的人,女孩多半会付出全部的身心,一旦交友失败往往痛苦异常而不能自拔,甚至影响未来的家庭生活。

43. 青春少女们如何正确对待性欲望?

青少年进入青春期，出现性欲望与性冲动，这是发育中的正常生理现象与心理现象。女性性心理意识的表现与男性不同，常常是比较含蓄的，其发展是渐进的，进程比较缓慢，情感体验感较深沉，而性的欲望并不迫切。

女性在与男性的交往中，开始并不把这种交往和性欲望联系在一起。中国传统教育下，女性在对待两性的肉体关系上通常来说是比较慎重的，大都特别看重自己的童贞。但是由于女性的感情投入十分深沉强烈，在对方提出性要求后，又往往出于对男友的感情，不能将个人的意志坚持到底，从而顺从对方发生性关系。一旦把全身心交给对方，女孩往往比男孩承受更大的心理压力。因为尚在恋爱期，既无婚约保障，感情也不确定，女孩在感情上显得非常被动，常常患得患失，担心感情被辜负，影响正常的生活。

研究表明，女孩有无性体验心理变化非常大。女性在没有性的体验之前，性欲要求并不明显。一旦有过性的体验之后，性欲就变得强烈，心理上对感情依赖就非常强烈，容易失去自我，把握不好还会影响工作与学习。由于性知识的缺乏，早恋、学生性生活导致的怀孕、流产及相关疾病等基本上是对女孩的伤害，详见"性爱与生殖健康"部分。因此，女

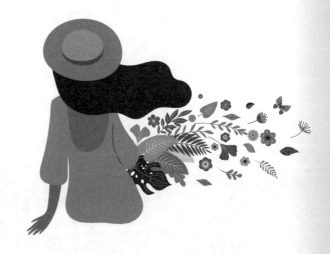

孩对性欲望的把控非常重要。

随着当今女孩发育的提前，青春期的性卫生指导应该前移，小学五六年级就应该开始。学校和师长应该引导青春期的女孩了解自己身上正常的生理现象，正确对待性欲望问题，正确处理成长过程中的烦恼，引导她们不要过早开始成年人的生活。追求个人感情，也注意不让性欲望放任自流，做自己身体的主人。女孩应该不断地提高自身素质与修养，培养良好的个人生活习惯。把旺盛的精力投入到有益身心健康的活动中去，好好学习、锻炼身体。要知道等到你走到成年，身心成熟，步入婚姻殿堂，与你终身伴侣的性爱才是安全而幸福美满的。

44. 你知道精神养生的四要素吗?

善良、宽容、乐观、淡泊是精神养生的四个重要元素。把握并时时关注四要素是精神养生最强大的基础。

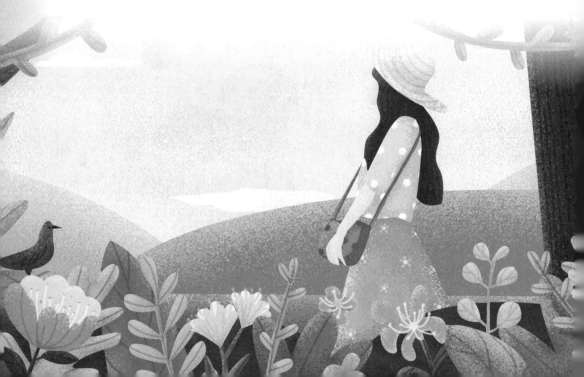

（1）善良是心理养生的营养素

心存善良，就会与人为善，扶贫帮困，乐于友好相处，心中就常有愉悦之感；心存善良，就会光明磊落，乐于对人敞开心扉，心中轻松。心存善良的人，会始终保持泰然自若的心理状态。

（2）宽容是心理养生的调节阀

人在世间，吃亏、被误解、受委屈是不可避免的。面对这些，最明智的选择是学会宽容。宽容是一种良好的心理品质。它包含着理解和原谅，更显示一个人的气度和胸襟。不会宽容，只知苛求的人，其心理总处于紧张状态，从而导致神经兴奋、血管收缩、血压升高，心理、生理进入恶性循环状态。学会宽容就会严于律己，宽以待人，这就等于给自己的心理安上了调节阀。

（3）乐观是心理养生的不老丹

乐观是一种积极向上的性格和心境。它可以激发人的活力和潜能，帮助解决矛盾，逾越困难。相反，悲观则是一种消极颓废的性格和心境，它使人陷入悲伤、烦恼、痛苦之中，让人在困难面前一筹莫展，严重影响了人们的身心健康。

（4）淡泊是心理养生的免疫剂

淡泊名利是一种崇高的境界和心态，是人生追求的深层次定位。有了淡泊的心态，就不会在世俗中随波逐流，追逐名利，也不会对身外之物得而大喜，失而大悲，更不会对世事、他人牢骚满腹，攀比嫉妒。保持一颗平常心，一切有损身心健康的因素，都将不战而退。

45. 中医学"七情"是什么？七情变化对人体的影响是什么？

中医学非常重视人的精神活动与身体健康的关系，提出七情是发病的重要因素之一。"七情"，即喜、怒、忧、思、悲、恐、惊七种情绪，是人体对外界客观事物的刺激而产生的情感反应，是正常的心理变化。

但是，七情反应太过或者不应答，就会使脏腑气血功能紊乱而导致疾病。中医经典《黄帝内经》提出"喜则气缓，怒则气上，悲则气消，思则气结，恐则气下，惊则气乱"等说明了七情对人体气机的影响。不同的"情"表达了脏腑功能应对外界的变化，反之，七情过度也会伤害该脏腑功能。具体影响如下：

（1）喜为心之志

喜即快乐、心神愉悦。"喜则气缓"，正常情况下，喜能缓和紧张情绪，使气血和调，营卫通利，心气舒畅。但是，喜乐太过则心气涣散，神不守舍，精神不能专一，甚至会精神恍惚，喜笑不休。

（2）怒为肝之志

怒即生气、气愤。肝气郁滞，不得正常疏泄，郁久则怒发。"怒则气上"，暴怒则气血逆乱，肝气升发太过，气机紊乱而致气血失调而发病。

（3）忧、悲皆为肺志

忧即发愁，悲即伤心、哀痛。忧、悲或自内生，或自外发。自内而生者，或因心胸狭窄，心神怯弱，多愁善感；或因己所不能，强思而忧。自外而发者，或因事出意外，但不能排解，即成忧悲；或因涉世不深，屡遭挫折，遂生忧悲。"悲忧则气消"，伤及肺气的宣发肃降，气机升降失调而致病。

（4）思为脾志

思即思虑、动脑筋。"思伤脾""思则气结"，思虑太过，则脾气郁结，运化失常，饮食无味。

（5）惊、恐为肾志

惊、恐是人受到突然刺激所产生的一种不安、害怕等紧张情绪和心理活动表现。惊、恐伤肾，肾气不固则"恐则气下""惊则气乱"，如惊恐过久过重，则使人神志散乱。

由此可见，情志过极可以致病，调和七情，精神养生是健康的重要内容。使喜、怒、忧、思、悲、恐、惊等七种情绪变化符合正常生理、心理变化需要是至关重要的。

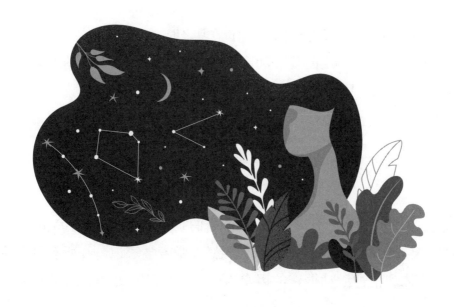

46. 如何调和"七情"？

（1）顺情而调

"七情"是人体生理活动的一部分，是人体对外界客观事物的刺激产生的情感反应。人们不应该为了附和某些环境，或介意外界对自己的评价，而把自己的真实情感强行压抑。在适当的场合和时间，应当顺其自然，当怒则怒，当喜则喜，当悲则悲。

（2）防止太过或不及

通过适当的化解方法，使情志活动不致太过或不及。不为一些生气的事物而"怒发冲冠"反应过度；也不因思成疾等。对待生活中的问题，从容应变，积极进取，是对付不良精神刺激的最佳方法。

（3）情有所系

要使精神生活有所寄托。工作学习之时，专心致志，神用专一；业余时间要培养一定的爱好和高雅的情趣，如此，则有助于舒畅情志，陶冶性情，同时还可以充实生活，拓宽视野。

47. 为什么笑口常开寿自高？

民间有许多关于笑能延年益寿的谚语，如"笑口常开寿自高""笑一笑，十年少""一笑解千愁"。长寿学家说，在所有可以使人的身体和精神激动振奋的因素当中，笑是最有力的、最健康的因素。为什么呢？我们可以借鉴一些心理专家研究结果看看笑有多少好处。

❶ 能增加肺的呼吸功能。

❷ 能清洁呼吸道。

❸ 可以抒发健康的感情。

❹ 可以消除神经紧张现象。

❺ 可减轻压力。

❻ 可驱散愁闷。

❼ 有助于克服羞怯的情绪。

❽ 可使多余的精力散发。

❾ 易与人友好相处。

❿ 适应环境并乐观地面对困难。

⓫ 能加速血液循环和调节心率。

⓬ 可促进消化液的分泌，提高胃肠功能。

另外，还有许多其他功能。认识到笑有这么多的好处，我们就开怀大笑、会心一笑，快乐地去笑对生活吧！

48. 如何运用"宣泄养生法"排解郁闷心情?

人人都有烦心事，人生总有郁闷时。人对不良情绪忍耐克制，甚或郁闷压抑时，会对健康带来重大伤害。且郁闷越久、压抑越深，给心身带来的伤害就越重。哲学家培根说过，如果你把忧愁向朋友倾诉，你将卸载一半忧愁。下面这些是非常有效的宣泄方法。

（1）倾诉法

找亲朋、知己，把苦衷、烦恼尽情诉说，越淋漓尽致，越如释重负。请相信，不吐不畅，一吐为快。

（2）哭泣法

眼泪能把体内有毒物质排出，人在痛哭一场后，如同倾盆暴雨后晴空万里，气平心静。此时，男儿有泪也该弹。

（3）书写法

遇到挫折或心理压力，不便或不能向人倾诉时，可写日记。尽情地把忧心事倾泻在纸上，写完气消，顿感畅快，又不伤害他人，说不定还找到了解决问题的办法呢。

（4）运动法

当你运动后汗流浃背、精疲力竭时，气消心亦平。比如不少女性在郁闷时大干家务，家务做好了，不良情绪也得到释放，一举两得。

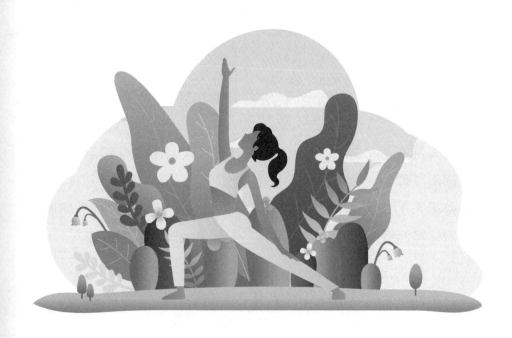

49. 如何管住"愤怒"的野马？

愤怒是野马，有时只是因一时的冲动，造成的后果却再也无法弥补。当愤怒上来时，如何把怒火压下去呢？

（1）及时暂停

愤怒情绪的发生是短暂的，正在气头上时，可能对方说什么都是不中听的。首先要冷静下来，及时给自己叫个暂停，沉默一两分钟，再听听对方的说法。这是个很管用方法，你不说话，对方认为你在倾听他的观点，这样不仅压住了自己的"气头"，同时有利于削弱和避开对方的"气头"。让自己在愤怒边缘冷静下来，这是一个可以训练的能力。平时多重复几次，到了关键时刻就能让自己镇定下来。

（2）换位思考

在人与人沟通过程中，心理因素起着重要的作用，人们都认为自己是对的，对方必须接受自己的意见才行。如果双方在意见交流时，能够交换角色设身处地想一想他人，就能避免双方大动肝火。

（3）转移注意力

一心无二用。从心理学上讲，一个人的注意力不能同时集中在两件事物上。当你遇到会使你发怒的事情时，你可以主动地关注或接受另一种良性的事情，转移注意力从而避免愤怒。

50. 遇到烦心的事时如何化解?

在生活或工作上,总是会遇到烦心的事,但遇到不尽如人意的事要靠自己来化解,这样才能真正拥有乐观的心态。遇到烦心的事的时候,有三句口头禅可以帮你化解。不妨学学这三句话:

第一句:"不要紧。"不管发生什么事,都要对自己说"不要紧",因为积极乐观的态度是解决和战胜任何困难的第一步。

第二句:"算了吧。"生活中有许多目标,可能你经过很多的努力都没能达到。但是只要自己努力过、争取过,结果就不重要了。

第三句:"会过去的。"不管雨下得多大、连续下几天,总有晴天的时候。所以无论遇到什么困难,都要以积极的心态去面对,坚信总有雨过天晴的时候。

只有拥有良好的心态,才能使自己的心理更加健康,使自己的生活工作更上一层楼。

51. 当你感到孤独寂寞时怎么办?

战胜心灵寂寞的最好方法就是让自己成熟强大起来,学会接受与面对现实。但如果你实在无法面对寂寞,不妨考虑一下以下的建议。

(1)找点事做

喜欢做什么便做什么,按你的心意而行,有助你驱除寂寞。当你全神贯注投入在自己最喜欢的事情上时,自然能忘掉一切,再没有多余的空间让你自叹寂寞无奈。运动、步行、阅读、写作、做小手工，甚至弹琴等，最重要的是做你所钟爱的事。其次，你也可以借此认识其他志趣相投的朋友，让你的情感有人"分享"。

（2）回归自然

大自然被誉为人类心灵深处的归宿，在大自然博大的怀抱里，可以使心灵平静安稳、和谐快乐。闲时在公园散步、慢跑，或什么也不做地静坐，都可以赶走所有闷气，为生命重新注入新的力量。

（3）工作勿过量

每天工作八个小时，可能仍不足，加班就会增加你繁重的工作。可以适当延长工作的时间，但切忌过量，凡事适可而止，过分的工作量只会加重你的孤寂感！工作并不是逃避的良方，更佳的其他途径有：看话剧、听音乐会、与友共聚等。

52. 感恩疗法可以增添幸福感吗?

人生在世要追求幸福的生活，如何增添幸福感呢？常常使用"感恩疗法"。

在生活中，多关注那些值得感激的事情，少想烦心事。这种"感恩疗法"能明显地增进人们的幸福感。

生活中值得感恩的事情其实很多，如：家居周围的自然环境、孩子们的出生、亲情、爱情、友情等。任何事都能给生活带来的无尽欢愉，也值得感恩一番，感恩会让人"幸福感爆棚"。

这种方法虽然简单，但要坚持。你只需每个晚上思考这一天值得感激的三件以上的事情，记录下来，记录得越详细，收获就越大，持续一到两周便有明显效果。如果你想立竿见影，获取更强的幸福感，可以尝试"感恩行动"，例如郑重地向关爱你的亲朋表达感激之情；给曾经支持过你的人写感谢信。这样的"感恩行动"得到的良好回应，能大幅提升快乐。

53. 有什么拥有好心情的生活小妙招吗?

生活中拥有一个好心情，有时也可以很简单。以下是五个让你时时拥有好心情的简单方法，试试看？

（1）活在当下

与其和家人共进晚餐的时候担心明天要做的事，还不如更加关注当下的美食、小伙伴以及对话。

（2）大声欢笑

大声欢笑，可以增加让人快乐的激素分泌。"笑一笑，十年少"。

（3）去睡觉吧

快节奏的生活使人们难以保证有足够的睡眠。每天睡个午觉，或者是晚上早点带着一本好书窝到床上阅读1小时后关灯睡觉，这比无数个泡浴或按摩都要更有益于你的情绪和人生。

（4）一同哼唱

音乐有着无可比拟的缓和情绪的作用。研究显示，音乐能够刺激产生快乐感觉的那部分大脑。

（5）学会说不

取消那些没必要而且你也不喜欢的活动，安静享受当下。

54. 你知道静养法是心理维护的重要法宝吗?

静养法即保持思想清静、情志畅达，使精、气、神内守而不散失，保持形神合一的生理状态。中国古代养生家认为调神摄生，首重静养；静养之要在于养心。心静则神清，心定则神凝，心神清明，则血气和平，有益健康。中医经典《素问·上古天真论》云："虚邪贼风，避之有时；恬淡虚无，真气从之，精神内守，病安从来？"从内外两个方面揭示了调摄的重要原则。对外，顺应自然变化和避免邪气的侵袭；对内，谨守恬淡虚无，保持心神宁静，这样外御内守，邪不能害。经常保持思想清静，调神养生，可以有效地增强抗病能力，减少疾病发生，有益身心健康。静养之法主要如下：

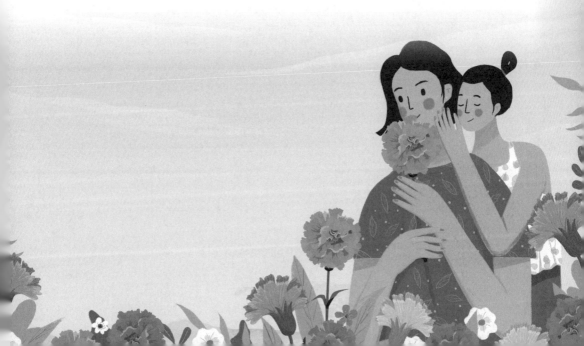

（1）少私寡欲

少私，是指减少私心杂念；寡欲，是降低对名利和物质的嗜欲。正确对待个人利害得失，节制对私欲和名利的奢望，则可减轻不必要的思想负担，使人变得心地坦然，心情舒畅，从而促进身心健康。

（2）养心敛思

养心，即保养心神；敛思，即专心致志，志向专一。只有精神静谧，从容温和，排除杂念，专心致志，才能做到安静和调，心胸豁达，神清气和，这样不仅有利于学习和工作，而且能使整体协调，生活规律，有利于健康长寿。

（3）静坐调息

在每日纷繁生活和工作中留给自己一个安静独处的时间，闭目静坐，全身放松，配合调气叩齿咽津，静静地数呼或吸的次数。注意一定要专心，记清数目。全身心都集中在呼吸之数上，容易达到心神合一、全身高度放松的目的。

第六部分

营养与健康

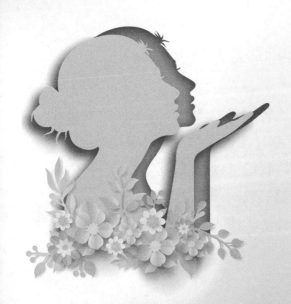

55. 青春期女性的营养有哪些需求?

民以食为天,饮食水谷是生存之本。从营养角度来说,饮食是影响身体发育的关键,尤其是青春期的少女,一定要注意营养均衡,合理搭配饮食,保证对身体所需各种营养物质的充足供应。

从现代营养学研究而言,具有营养作用的食物有米面、五谷杂粮、水果、蔬菜、鱼、肉、蛋、乳等,它们含有丰富的糖(淀粉)、蛋白质、脂肪、维生素、矿物质等营养成分,可以维持生命活动的需求,还可以有效地防止多种营养不良性疾病。

青春期的少女还在发育中,要摄入足够多的热量,每天吃足多样化食物,尤其是保证热量来源(即主食和蛋白质的供给)。有些女孩不吃早饭或早饭不吃饱,热量的供应明显不足,影响正常的生长发育。为保证营养全面,要求三餐饮食有规律,荤素搭配,饮食多样化,吃饭时避免挑食。更不要盲目追求苗条而随意节食。大千世界,人各不同,身材有高矮胖瘦,多半是来自遗传因素,一生中能够保持相对稳定的形体其实就是健康的表现。

56. 有必要根据自己体质来挑选合适的食物吗?

我们每个人在父母、家族的遗传因素基础上,在生长、发育和衰老的过程中会形成一定体质,而日常饮食是影响体质重要因素。体质有虚有实,有偏颇、有不足,我们可以合理用饮食来进行体质养生。因此,我们有必要了解自己体质。

当今我国最权威是九种体质分法,按阴阳虚实分类,即虚性有

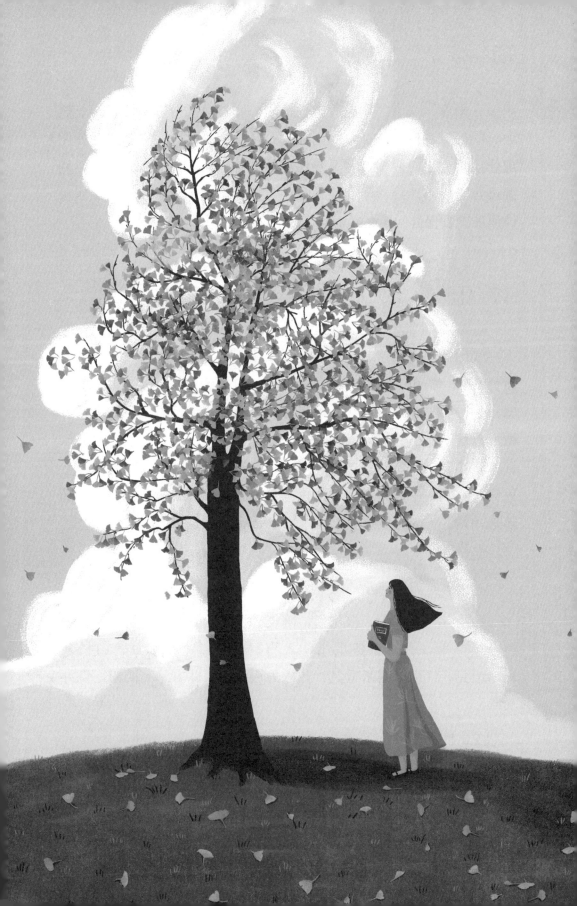

阴虚、阳虚、气虚、血虚等虚性体质；实性体质分湿热、痰湿、瘀血、气郁、特禀质等。总体调理原则是虚则补之，实则泻之。如阳虚体质者，平时应多食些温热性质的食物，而湿热体质则要清热利湿排毒。以下谈谈青年女性常见的气虚、阳虚、血虚、湿热等四种体质的饮食保健问题。

57. 气虚体质的人吃什么好？

气虚体质者常表现为形体消瘦或偏胖，肌肉松软，体倦乏力，面色苍白，语声低怯，冬怕冷夏怕热，容易感冒。舌淡苔白，脉虚弱。平时要注意饮食疗法，慎风寒。常食性平，偏温之品。可常食粳米、糯米、小米、黄米、大麦、龙眼肉、莲子、藕、大枣、山药、籼米、小麦、马铃薯、大枣、胡萝卜、香菇、豆腐、鸡肉、鹅肉、兔肉、鹌鹑、牛肉、青鱼、鲢鱼。若气虚甚，可配合中药方剂或药膳来补养。

推荐食疗方：

（1）百宝饭

薏苡仁先煮浸泡，核桃仁、陈皮、莲子、龙眼肉、枸杞子、山药、黑芝麻、百合、冬瓜子、大枣、柏子仁、赤小豆、山楂各5～10克。红糖、糯米适量。共煮为饭或粥。此方平衡阴阳，调补气血。

（2）枸杞莲子汤

莲子150克，枸杞子25克，共煮至熟。白糖适量调食。长期食用补脾益气。

58. 血虚体质的人吃什么好?

血虚体质者常并于气虚,表现为面色苍白无华或萎黄、唇色淡白、头晕眼花、心悸失眠、手足发麻、舌质淡白、脉细无力。可常食猪肉、羊肉,猪、牛、羊的肝,桑椹、荔枝、松子、黑木耳、菠菜、胡萝卜、甲鱼、海参等食物,因为这些食物均有补血养血的作用。

推荐食疗方:

(1)芪归蒸鸡

炙黄芪100克,当归20克,嫩母鸡一只(约1500克),绍酒30克,胡椒粉3克,食盐3克,葱姜各适量。将黄芪、当归纳入嫩母鸡肚内,加水、绍酒炖熟,加入其他各种调味品,吃肉喝汤。

(2)莲藕红豆牛肉汤

莲藕500克,红豆250克,牛肉250克,陈皮50克,食盐少许。共熬烂吃肉喝汤。

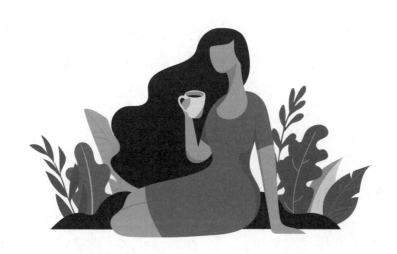

59. 阳虚体质的人吃什么好?

阳虚体质者常表现为形体白胖或面色淡白无华,平素怕寒喜暖,肢体不温,背部及膝关节以下怕冷,冬天易长冻疮,耐夏不耐冬。小便清长,夜尿多,大便时稀,舌淡胖嫩,苔白水滑,脉沉细。饮食调养多食有温阳作用的食品,如羊肉、狗肉、鸡肉。还可根据"春夏养阳"的法则,夏日三伏,每伏可食羊肉附子汤一次。

推荐食疗方:

(1)羊肉羹

煮熟瘦羊肉80克,切碎。放入羊肉汤或其他高汤、精盐、料酒、姜汁烧开,去净浮沫;放入味精,用水淀粉勾芡,羊肉羹即成。

(2)韭菜炒虾仁

韭菜150克,鲜虾250克。下植物油,爆炒韭菜、鲜虾,熟后加味精、食盐各适量。

(3)虾马童子鸡

虾仁20克,海马10克,子公鸡1只,洗净切块。三件加料酒、生姜、清汤各适量共炖。熟透加适量食盐、葱段即可食用。

60. 湿热体质的人吃什么好?

湿热体质常表现为皮肤黄,有"浊"而不清爽之感,面部常见青春痘;大便燥结或黏滞不爽、臭秽难闻,小便黄,带下黄有臭,舌红苔黄腻，脉滑数。饮食上宜食清淡去湿食物：如各种瓜类、绿豆、赤小豆、芹菜、莴笋、荠菜、鲜藕、薏苡仁、绿豆芽、豆腐、萝卜、鲫鱼、鲤鱼、海带、蚬肉、泥鳅等。

推荐食疗方：

薏仁绿豆粥

薏苡仁30克，绿豆40克，粳米150克，熬成粥。本方常服能清热利湿消暑。可以作为主食。

白萝卜汤、冬瓜汤也都是很好的清热祛湿的食疗方。

注意：少吃辛辣性热、肥甘厚腻之助湿生热之品，如奶油、动物内脏、辛辣之品、菠萝、橘子、芒果、柿子、山楂、石榴及羊肉、牛肉、狗肉、鸡肉等温补厚腻食物。

61. 女性经期的饮食之宜是什么？

中医认为"女子以血为本"，经期经血下泻，导致气血亏虚，应通过饮食补充消耗的气血，甚至可以用药膳以快速补充气血。饮食上应摄取清淡温和，易消化、富有营养之食品，如鸡、鱼、猪肉、牛肉、蛋、乳类等血肉有情之品。不同体质的人在经期、经后饮食宜忌要区别对待：

❶ 对于阴血不足者，适当进食花生、大枣、桂圆、莲子、核桃、葡萄干、木耳等补血之品，忌食生冷、酸辣、辛热香燥之品，如梨、冷冻食品、山楂、辣椒、芥末、胡椒、香辣油炸之品等。

❷ 如果该女生月经过多，体质偏于实热，不能吃用温补食物，宜吃适量的清凉泻火之品，如莲藕、芦笋、冬瓜等瓜果蔬菜类，但

不能过多，火降即可。

❸ 在月经干净后 1～5 天，阴血亏虚，及时补益气血，可以多食富含蛋白质、矿物质及补血之品，如牛奶、鸡蛋、鸽蛋、鹌鹑蛋、牛肉、羊肉、动物肝、猪蹄、菠菜、桂圆、胡萝卜、苹果、荔枝、樱桃等。

❹ 经期过多的女孩子，可能会引起缺铁性贫血问题，出现全身乏力、嗜睡、面色苍白等表现，经期与经后都应该增加含铁丰富的食物，如动物血、肝脏、鸡肉、鱼等动物性食物，或黑木耳、芝麻、海带、大豆、菠菜等植物性食物。

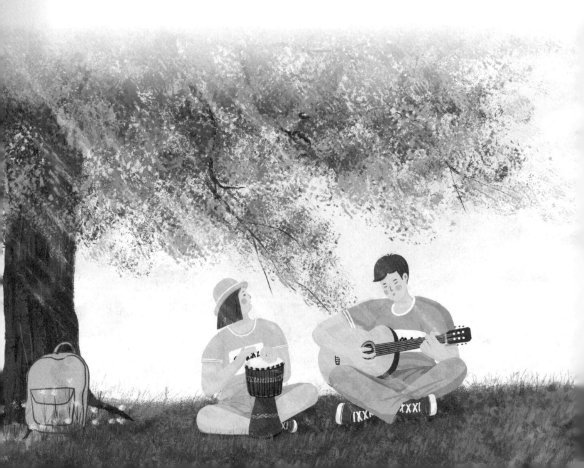

62. 女性经期的饮食禁忌有哪些?

月经期间的女性会感到特别疲劳,消化功能减弱,胃口欠佳,有时喜欢吃一些刺激性味道的食物,实际上,这些食物不利于月经的顺利排出。这期间应注意食物的清淡和易于消化吸收,食用温热食物,并注意以下饮食宜忌。

(1)不吃辛辣类食品

如辣椒、胡椒、芥末、肉桂、花椒、丁香等烹调调料,或以这些香辣调味料做成的菜肴,如麻辣烫、香辣火锅、水煮活鱼等。这些辛辣刺激性食品,可助血生热,产生经血过多、血崩、痛经等病症,或加重月经前出现的痤疮、毛囊炎等问题。

(2)不宜吃煎炸烧烤食品

食物在煎、炸、烧、烤过程中,特别是蛋、肉等食品会产生许多生物活性分解产物,这些产物毒性较大,对女性卵巢、乳腺、子宫组织有亲和性,易成为癌的诱发剂。煎、炸、烧、烤的食品也可以助血生热,造成月经过多、痛经病证。

(3)避免食用过酸和过咸的食物

如山楂、酸菜、食醋等过酸物质有收敛固涩的作用,会影响经血顺畅地排出。过咸的如烟熏、咸菜、酱料等会使体内水钠储量增加,造成经前出现腹部或下肢浮肿的现象。

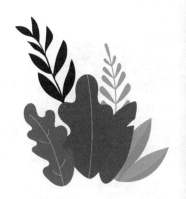

63. 养血活血的补虚药膳"四物鸡汤"怎么做?

（1）原料　乌鸡或小母鸡一只（500～1000克），熟地黄30克，当归20克，白芍15克，川芎15克，糯米酒、生姜、大枣适量。

（2）制作　鸡洗净，上药装入纱布袋内，扎好口，一起放入不锈钢锅，加水适量。隔水高压锅精华炖法。或煲汤法，置武火上烧沸，再用文火煨炖，直至鸡肉熟烂。

（3）服法　吃肉，喝汤。早晚各食1次。

（4）功效　养血活血调经。

（5）适应证　月经期后血虚者，病后体弱、贫血者。

64. 温经养血药膳"当归生姜羊肉汤"怎么做?

（1）原料　羊肉500克，当归15克，生姜15克，黄芪、党参各30克，葱、盐、料酒各适量。

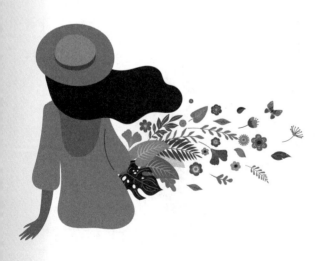

（2）制作　羊肉洗净，当归、黄芪、党参装入纱布袋内，扎好口，与葱、姜、盐、料酒一起放入铝锅，加水适量。置武火上烧沸，再用文火煨炖，直至羊肉熟烂即成。

（3）服法　吃肉，喝汤。2～3天可食用1次。

（4）功效　温经养血，益气补虚。

（5）适应证　月经期后气血虚损，偏寒性体质者，病后体弱，脘腹冷痛，宫寒，各种贫血。

65. 补养肝血日常药膳"首乌补血粥"怎么做?

（1）原料　制何首乌60克，大枣3～5枚，粳米100克，红糖适量。

（2）制作　先以制何首乌煎取浓汁去渣，加入大枣和粳米煮粥，将成，放入红糖适量，再煮一两沸即可。温服。何首乌忌铁器，煎汤煮粥时需用砂锅或搪瓷锅。

（3）功效　补肝益肾，养血理虚。

66. 养血健脾日常药膳"枣生桂子粥"怎么做?

（1）原料　龙眼肉15克，大枣5～10枚，花生20克，莲子30克，粳米100克。

（2）制作　上品同熬成粥，温服。可天天服用，以补血虚。

（3）功效　养心健脾，益气养血。

67. 你知道可以塑身的饮食习惯吗?

有不少女生为了拥有苗条的身材，常常采取节食的方法，每餐只吃果蔬、蛋白质及少量的主食，甚至不吃主食，造成营养不均衡，甚至月经失调、闭经。其实减肥成功的人很少用节食方法，大多是通过改变饮食习惯和适宜的运动来减肥。

养成以下的饮食习惯对于维持一个好身材及维护健康是很有意义的。

（1）三餐按时、定量

让胃肠有节律地完成消化与吸收功能。学习间隙，可以吃少量干果或坚果补充能量。夜间不吃油腻的夜宵。建议喝牛奶或吃水果。

（2）食物多样，保证营养均衡

一天中摄入的食物要达到9～15种，米、面、五谷杂粮主食类占四五成；水果、蔬菜等含大量维生素、纤维素的食物占三四成；鱼、肉、蛋、乳等蛋白质、脂肪类占二三成。

（3）吃一顿丰盛的早餐

建议在早餐摄入一天中大部分的热量，即主食。并经常配合燕麦、玉米、土豆、薯蓣类粗粮。

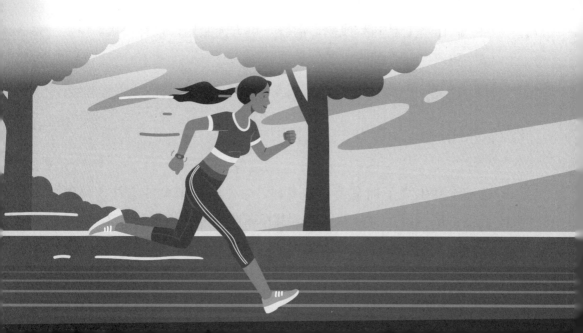

（4）减脂期间，少肉多菜

水果、蔬菜类等富含膳食纤维增加饱腹感的食物量可以占食物总量的50% ～ 70%。建议多食用豆类及豆制品等富含植物蛋白的食物。

（5）少吃过度加工的食物

少吃或不吃油炸食品，或有香辣类等刺激味蕾、刺激胃肠黏膜的食物。

（6）吃饭时要专心

不要边吃边说，或边玩边吃，以免过量摄入，或产生吞咽障碍问题。

（7）细嚼慢咽

细心品味美食，不但可助消化吸收，也可以避免快食而摄入过量。

第七部分
坚持运动，健美身材

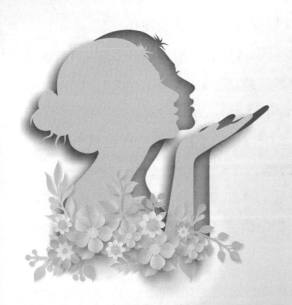

68. 为什么一定要重视运动?

生命在于运动。运动可以促进气血流通,促进新陈代谢;运动还可以缓解紧张,愉悦身心。运动是保养身体最好的办法,不论什么年龄都应当重视运动养生。持之以恒地运动锻炼是提高身体素质、预防疾病的关键。倡导如八段锦、太极拳等中国传统功法的习练;或选择合适的体育项目进行锻炼;其实参加生产劳动、家务劳动也是于身体有益的运动。反对慵懒散漫,长时间静坐不动,终日无所事事的生活状态。同时,也不能过动过劳,即运动过量,要选择适合自己的运动项目与运动量,劳逸结合,动静适度。

69. 如何选择合适的运动项目?

运动项目的选择要根据自己的兴趣爱好,更要评估自己的身体状况,兼顾全身锻炼需要,选择有益身体的项目。一般以1～2项运动为主,辅以2～3个其他项目,以促进身体功能全面提高。

20～30岁年轻人精力旺盛,可以选择有冲击力、高强度的有氧运动,如户外健身跑、球类、游泳、武术等运动项目,也可以选择健美操、街舞、爵士舞、瑜伽等青年喜爱的活动。30～40岁的中年人要重视肌肉的强化锻炼。对于50～60岁的老年人则宜选择柔和、平缓的传统功法或步行、慢跑等锻炼。

选择项目时,要同时兼顾力量、速度、耐力、灵敏度等各项体能的发展。偏重力量的锻炼项目有短跑、举杠铃等;偏重耐力的锻炼项目有长跑、游泳等；偏重灵敏的锻炼项目有跳远、跳高、球类运动等。可根据个体情况选择锻炼。

70. 运动时间与频率多少为宜？

选择好运动项目，开始运动要注意循序渐进，不要盲目追求运动量。一般一天锻炼1～2次，每次1小时左右。

一天中最佳运动时间是8～10点太阳出来后2小时和傍晚5～6点太阳下山前1～2小时。

每次锻炼前一定要做5～10分钟的热身活动，以适应较大的运动量。锻炼结束要做5～10分钟的拉伸运动，让全身肌肉得以放松。

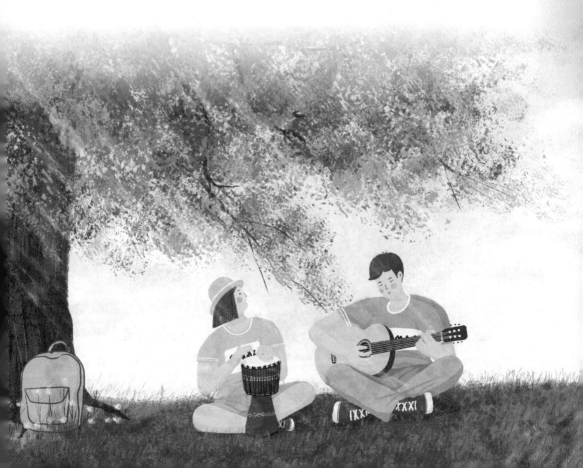

71. 步行作为健身运动有什么要求?

步行既简单易行，又不需要资金，是最容易的运动方式，还能给身心带来诸多好处:

(1) 步行防病

长期坚持步行，可以改善血液循环，增强心肺功能，预防动脉硬化等心血管疾病，降低血压，控制血糖。还可预防感冒等呼吸道疾病。

(2) 步行修形

步行时如果昂首挺胸、抬头远望、双肩大幅摆动，身体各部位都在自由舒展的情况下活动，都能得到运动，有利于形成优美的体形。步行还有助于调整长期伏案的姿势，防治颈椎疾病。

(3) 步行解压

步行是一种较为悠闲自在的健身法。可以改善体内自主神经的操控状态，有助于缓解压力和解除忧虑，使大脑思维活动变得更加清晰、活跃，甚至可能激发灵感，步行后的学习、工作效率可以大大提高。

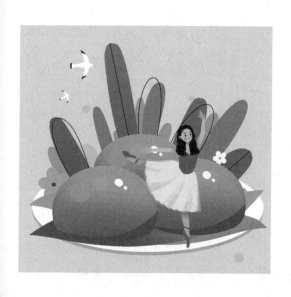

因此，当你坐久了、学习累了、饭后需要消食，站起来动起来吧。步行，可以是悠闲踱步，可以是

快步，可以是正步式健步，还可以是倒退步行，选择你喜欢的步行方式，简单运动起来吧。

72. 为什么慢跑是最有效的运动？

慢跑是一种中等强度的有氧运动，居于步行与快跑之间，目的以较慢或中等的节奏来跑完一段比较长的距离，以达到热身或锻炼的目的。慢跑是锻炼心肺功能和全身关节、肌肉的最有效的运动。慢跑对体能消耗相对较小，适合各年龄段的人群，尤其是女性，可以有效地增强自身体质，提高抵抗力。

长期坚持慢跑可以延缓衰老。它可以让中老年人的心脏保持良好功能，防治心脑血管疾病，增强肺呼吸功能，预防肌肉萎缩等。

经常慢跑可以让人更加自信，对生活更加积极乐观，可以增强人的抗压能力，提高学习工作效率，特别适合脑力劳动者。慢跑无论何时开始，都有效果。

73. 如何慢跑才有效？

（1）速度

慢跑的速度尽可能维持不变，匀速前行。

（2）呼吸

慢跑时，呼吸要深长，缓缓而有节奏，用鼻子吸气，嘴巴呼气，或者鼻吸鼻呼亦可。频率上，可两步一呼、两步一吸，亦可三步一呼、三步一吸，宜用腹部深呼吸，吸气时鼓腹，呼气时收腹。

（3）姿势

头部保持正直，眼看正前方。躯干伸直，双臂弯曲，两手放松，在体侧自然摆臂。全身肌肉要放松。

（4）摆臂

正确的摆臂姿势可以起到维持身体平衡、协调步频的作用。摆臂时肩部要放松，两臂各弯曲约成90°，两手半握拳，自然摆动，前摆时稍向内，后摆时稍向外。

（5）蹬腿

腿部动作应该放松。一条腿后蹬时，另一条腿屈膝前摆，小腿自然放松，依靠大腿的前摆动作，带动髋部向前上方摆出。以足中和脚跟先着地，然后迅速过渡到前脚掌着地，向后蹬起。

（6）强度

应根据自身状态来决定运动量及强度。慢跑时以主观上不觉得心慌、不喘粗气、不面红耳赤，能边跑边说话的轻松气氛为宜；跑后全身轻松并能出一身汗最好，第二天身体没有不适。要循序渐进，逐渐增加距离，至每天跑3000至7000米（约1万步）为宜。每星期增量为上周跑量的5%～10%为宜。

74. 学习或工作的间隙做些什么养生功法？

随着学习生活节奏的加快，青少年女生们的学习任务重、工作压力大时，很多人不能抽出专门的锻炼时间。长期如此会导致肌肉酸痛、工作效率下降，有的人还会出现失眠、头痛、疲劳综合征等。

综合多种优秀的功法，特设计《青少年课间养生功法》。此套功法共有十法，具备了传统功法的养神、调息、练形等要领，具有动静结合、形神共养的功效。适合久坐学习的青少年，以及久坐的工作人员。在课间或居家习练，可以快速缓解疲劳，使大脑得到休息，重新投入紧张学习状态，提高学习和工作效率。亦对全身筋骨、肌肉相关疾病有很好的辅助治疗作用。为了便于青少年习练，特邀请大学生录制了《青少年课间养生功法》视频，青少年朋友扫码即可学习跟练。

（1）冥想放松法

此法也称放松功或闭目养神法，即通过积极主动运用意识引导全身各部位放松，配合深沉的呼吸，可以慢慢默念"松"字，使人的形、气、神一体，全身调整到舒适的状态。

青少年课间养生功法——分解动作视频　　青少年课间养生功法——连续口令视频

具体做法：在安静的环境下，闭目冥想，想象全身自上而下，由头部、颈部、双臂、胸腹部、背部、臀部、两大腿、两小腿、双脚，依次放松躯体。接着再采用自下而上的放松方式，从双脚到头部放松躯体。连续做3个循环，有助于消除紧张情绪和缓解身体疲劳。注意此法要求排除杂念，集中精力，方可达到有效放松的状态。

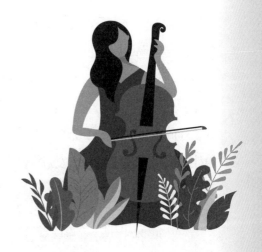

（2）腹式呼吸法

在气功里也称胎息。身体直立或平躺，闭目或微睁眼睛，排除杂念，集中注意力。双手在身体两侧下垂，或者在腹前呈抱球姿势。鼻吸鼻呼，深长而缓慢地吸气，让腹部缓慢鼓起；呼气时，最大限度地向内收缩腹肌，胸部保持不动。一呼一吸各控制在4～6秒，中间有能力可屏息1～5秒。

如此反复做1～3分钟。腹式呼吸使膈肌上下升降，腹肌收缩、放松，可以增加肠胃蠕动，改善心肺功能，促进身体新陈代谢。腹式呼吸还可以放松身体，缓解紧张的情绪。

（3）闭目转眼远眺法

闭上双眼，让眼球先按顺时针方向转动6次，再按逆时针方向转动6次。用力睁眼、闭眼3次，再向窗外远处眺望10～30秒，放松眼球。这样做可起到缓解眼部疲劳、调节视力的作用。

（4）浴面摩目法

坐位。双手平放桌面。搓热手掌，两手掌伸平，四指并拢，示指定于迎香穴。四指沿鼻梁向上推抹，经眉至前额，四指平铺，推至两额角。两手紧贴面颊，自上而下摩揉，经耳前到下颌，再回到鼻翼部。示指再从迎香穴开始，沿鼻梁向上推到睛明穴，四指平铺眼球，轻按3秒，再由内向外，平抹眼睑。再用两掌心自上而下摩揉面颊到下颌，再回到迎香穴。紧接着进行下一轮浴面摩目。

此法做10～20轮，具有润肤养颜、明目亮睛的作用。亦适用于面部皮肤干燥，或好发粉刺痤疮，用眼过度、视力下降的人群。

（5）扩胸耸肩法

站起来，或端坐在椅子上，缓慢地举双手臂在胸前交抱，带动双肩，从胸前用力向两侧后外展，打开胸腔并上挺，复原含胸，双手臂在胸前交抱。再反复做10～12次。然后做耸肩动作，左、右肩各做12次。此法有开胸理肺，防治颈椎病、肩周炎的作用。

（6）手指伸缩法

取坐姿，双手掌心向上，平放在大腿上，用力握拳，然后按拇指、示指、中指、无名指、小指的顺序依次伸开手指。再以相反次序，从小指开始到拇指，回到握拳状态。重复，左、右手各做12次。此法疏通手部经脉。可缓解手部肌肉疲劳。适用于书写疲劳和其他疾病引起手指末端麻木、筋脉迟缓无力者。此法还可以预防阿尔茨海默病（老年痴呆）。

（7）腿部收缩法

坐在椅子上，抬起脚尖，同时用力收缩小腿及大腿肌肉，保持5秒。然后放下脚尖，用力抬起脚跟，亦做小腿及大腿肌肉收缩动作，再放松。如此反复做5分钟，可以改善腿部及双脚的血液循环，缓解疲劳。适用于久坐或运动后下肢肌肉酸痛，平时腿部易痉挛抽动、静脉曲张的青少年和脑力劳动者。

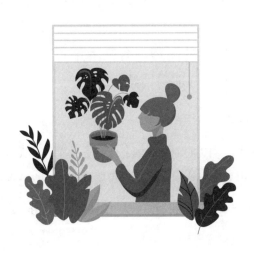

（8）踮脚放松法

站立，挺胸，收腹，夹臀夹双膝。想象如顶天立地，缓慢提起脚后跟，保持3～10秒，落下后跟，站稳，同时放松躯干，并抖动全身关节肌肉。反复12次。

此法即八段锦的"背后七颠百病消"。反复5～10轮，能拔伸脊柱，拉长脊柱周围、大小腿、足底等部位的肌肉、韧带；颠足放松，震动脊柱及下肢各关节，使全身肌肉、筋骨得到放松和复位。此法适用于平时易疲乏、腰背酸痛、关节不利的人群，对提高人的阳气及畅通全身气血具有重要作用。

（9）仙鹤点水法

两脚站立与肩同宽，两手上提至腰间，掌心向上，拇指向前。两手从腰间向后—两侧—往前划弧，同时保持背腰平直，慢慢俯身。至两手背相对，向前伸尽时，颈部带动下颌前伸，想象似仙鹤的嘴，点饮前方的仙水。然后，缩颈回收，抬头上仰，两手上举，两手头顶交叉后向两侧外展落下，胸腔随之扩张。呼气两手下落两侧，胸腔回正，身体垂直站立。

此法可以有效达到松颈、舒胸、开肩，拉伸脊柱，疏通背腹之任督二脉及全身气血的作用。适用于颈、胸、腰、腹及内脏保健。可以辅助矫正青少年脊柱侧弯、含胸、龟背等骨骼不正问题。还能有效缓解紧张、焦虑、抑郁的情绪。

（10）拍打放松法

拍打双臂经络。以右手虚掌拍打左手臂。从左侧肩关节开始，由上到下拍打左手臂内侧到指尖；再从下到上拍打外侧手臂到肩部。

拍打双腿经络。拍打前腿：从上到下拍打前腿，到脚背从内踝由下到上，拍打内侧腿，到大腿根部。拍打后腿：从臀往下拍打后腿，到脚跟从内踝由下到上，拍打内侧腿，到大腿根部。拍打侧腿：从侧腰拍打外侧腿，到外踝，再从内踝由下到上拍打内侧腿，到大腿根部。

此法可以疏通全身手足三阴三阳之十二经脉气血。特别适用于经络气血阻滞、周身酸痛不舒的人群。

愉快收功：双手交叉重叠，放于腹部丹田，按摩小腹后意守丹田。做3～5个深长的腹式呼吸，放松全身。双手搓热，摩脸5次，放下双手，愉快收功。

以上动作可以单独进行，亦可选择几个动作练习，一般习练10～20分钟即可快速缓解疲劳。如果有时间连贯起来练习效果会更好。

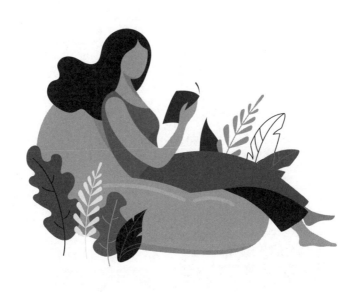

第八部分

生活起居与日常保养

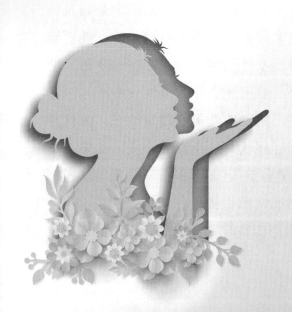

75. 为什么生活起居要有规律?

人虽为"万物之灵",更是自然界的一分子,人与自然生物共生于天地之间。人们只有将自身融入大自然,顺应自然变化规律,与气候环境、地理环境和生物环境和谐共处,才能自然生存到天寿之年。古代经典《老子》提出的"道法自然"也是讲求顺应自然,体现了中国传统文化"天人合一"的思想。因此,我们每个人都应该按照自然运行规律,白天劳作、夜晚休息,合理安排日常生活起居;适应四季寒暑气候变化,趋利避害,方可健康长寿。

76. 为什么长期熬夜对女性危害特别大?

夜晚睡眠使大脑得到充分休息,各大生命系统、组织器官进行自我修复,是身体排出毒素,舒缓压力,蓄积能量的时间,也是体内内分泌高峰期。长期熬夜人体各个系统和脏器都会受到损伤。

对女性而言,长期熬夜危害非常多,熬夜最大的影响是导致内分泌紊乱,例如月经不调。熬夜会降低人体的免疫力,使女性更容易感染上妇科炎症。熬夜容易导致女性情绪焦躁,心态不平衡,增加乳腺、卵巢患病的风险。另外,熬夜还会导致女性皮肤干燥、痤疮、皱纹、黑眼圈、眼袋等问题,使女性处于亚健康状态,而且它还会导致注意力减退和神经衰弱等症状,加快衰老步伐。如果不是必要的情况下,女性尽量睡好"美容觉",不要熬夜。早睡、早起对身体好。中医养生"子午睡"是非常值得提倡的,即子时23点到1点,午时11点到13点是自然界阴阳交替时期,应该入睡。具体要求夜晚的"子时大睡",进入深睡眠;白天的"午时小憩",半小时到一小时短暂的午睡。

77. 如何科学地刷牙?

选择好牙刷,采用科学的刷牙方式才能保持牙齿的健康。科学的刷牙方式才能有效消除牙齿表面的软垢及食物残渣,并起到按摩牙根的作用,从而预防和治疗疾病。正确的刷牙方法如下:

(1) 竖刷法

将牙刷毛束尖端放在牙龈和牙冠交界处,顺着牙齿的方向稍微加压,刷上牙时向下刷,刷下牙时向上刷,牙的内外面和咬合面都要刷到。

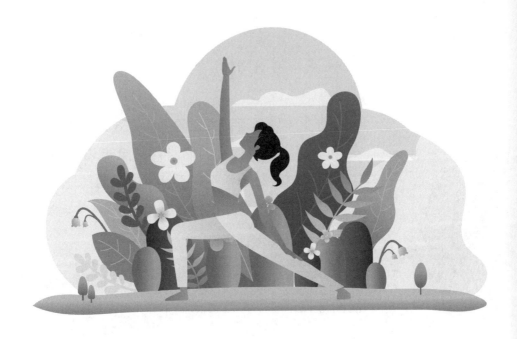

（2）颤动法

刷牙时刷毛和牙齿的角度呈45°，使牙刷毛的一部分进入牙龈和牙面之间的间隙，另一部分伸入牙缝中，来回做短距离的颤动。牙刷无法刷到的牙齿相邻面，提倡用牙线来清除食物残渣和牙菌斑。

（3）漱口法

刷完牙后，充分漱口，含水做鼓漱动作10～20次，反复3～5次，可以将牙缝中小残渣漱出。最后还可喝些白开水以冲洗口腔深部，对舌根以后的部位起到清洁作用。

提倡"早晚刷牙，饭后漱口"，但不宜饭后立刻刷牙，因为进食后短时间内牙冠表面的珐琅质晶体变得松弛，若立刻刷牙，会把珐琅质晶体刷去，使牙齿易受损害。所以，饭后宜漱口，不宜立刻刷牙。并且每天刷牙次数不宜超过3次。每隔半年检查口腔，进行牙周清洁治疗，更有助于牙周健康。

78. 久坐不动对女性有什么害处?

青少年以学习为主要的生活方式。女生常常久坐不动，学习认真的同学，甚至可以一坐半天。其实这样是非常不利于健康的，尤其是经期久坐，最不利于女性盆腔健康。

（1）盆腔充血

女性在经期久坐，盆腔血液循环不畅，造成慢性盆腔充血，骨盆会隐隐作痛并刺激到周围神经造成局部肿胀痛。

（2）直肠肛管静脉回流障碍

长期久坐或姿势不佳，无论男女，都会使盆腔血液回流受阻，直肠肛管静脉出现扩张、静脉曲张，易出现痔疮、肛门疼痛、滴血或血便等。

（3）有损心脏功能

久坐的人，身体的能量消耗少，导致心脏工作量随之减少，由此可引起心肌收缩力减弱、心功能减退、血液循环变慢，容易使血液在动脉中沉积，为高血压、冠状动脉栓塞等埋下隐患。

（4）引起颈椎僵硬

肩、颈部因久坐不动，往往会引起颈椎僵硬，形成一种酷似驼背样的颈倾肩隆状，不但失去体态的美感，还会影响颈椎动脉对头部的供血量，引起供血不足，影响学习与工作效率。

（5）导致肥胖

久坐不动，能量消耗小于摄入，从食物中摄取的脂类、淀粉等就易化为脂肪贮存起来，造成脂肪堆积，加上代谢减慢，极易导致肥胖。

（6）引起便秘

久坐不动，会使胃肠蠕动减慢，造成排便不畅，甚至引发便秘。

在日常繁重的学习之中，每天要专门抽出半小时到一个小时活动一下身体。每天下课、傍晚和双休日进行体育锻炼，加强自我保健，为今后工作、生活打下良好的基础。

79. 泡脚有什么好处？对女性有什么特殊作用？

泡脚是深受人们喜爱的养生手段。脚被称为人的"第二心脏"，脚底密布神经末梢和微细血管，且脚底板是无毛皮肤，对各种刺激都非常敏感。中医学认为足部是足三阴足三阳经起止点，与全身所有脏腑经络均有密切关系，脚上有反射区和众多穴位，当人们用热水泡脚时，就会刺激反射区和众多穴位，起到疏通全身经络气血的作用。例如，我们熟悉的涌泉穴和太冲穴受到温热的刺激后，就能起到养肾护肝的作用。如果刺激脚底的大肠反射区，还能起到通便的效果。此外，泡脚使血液循环加快，让人出汗，不仅能解除疲劳，还能使某些毒素随着汗液排出。

晚上睡前泡脚是非常好的养生方法，尤其对于体寒的女性来说更加适合，如果能够坚持每晚泡脚，可以让偏于虚寒的体质得到很大的改善。泡脚可以温经散寒，舒筋活络，促进全身血行，还可以促进睡眠、美容养颜。对于痛经的女孩，通过泡脚或泡中药脚可以快速缓解疼痛，配合按摩涌泉、足三里、三阴交等穴位效果更好。

泡脚水的温度不要太烫，一般以38～43℃为宜。以泡脚后感觉轻松、舒适为原则。最好在睡觉前泡脚，泡20分钟后配合足底按摩20分钟，则可以调节全身气血，还有助于睡眠。

80. 过度使用手机的危害有哪些？

现代手机除了通信和交际功能，还有娱乐、游戏功能。许多年轻人迷恋追剧、打游戏，往往乐不思蜀，忘记了时间，忘记了休息，进而过度透支身体，严重危害身体健康。过度使用手机的危害主要包括以下几个方面：

（1）视觉疲劳

由于手机屏幕的字很小，需要持续地让眼部睫状肌收缩，这时肌肉长期处于紧张的状态，很容易引起视疲劳。尤其对于老人，本身睫状肌的调节力就减弱了，若长时间盯着小字，用力会更加过度，从而加重疲劳。

（2）眼干燥症产生

长期盯着手机屏幕，会对泪膜产生干扰，从而形成眼干燥症，患者会出现眼睛干涩、磨、疼，严重的也会反射性地引起流泪的症状。眼干燥症是指任何原因造成的泪液质或量异常或动力学异常，导致泪膜稳定性下降，并伴有眼部不适和（或）眼表组织病变特征的多种疾病的总称。严重者眼睛会红肿、充血、角质化、角膜上皮破皮而有丝状物黏附，这种损伤日久则可造成角结膜病变，并会影响视力。

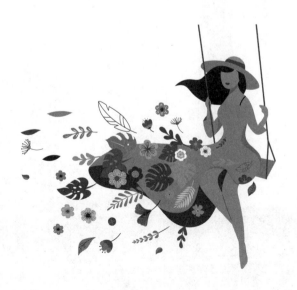

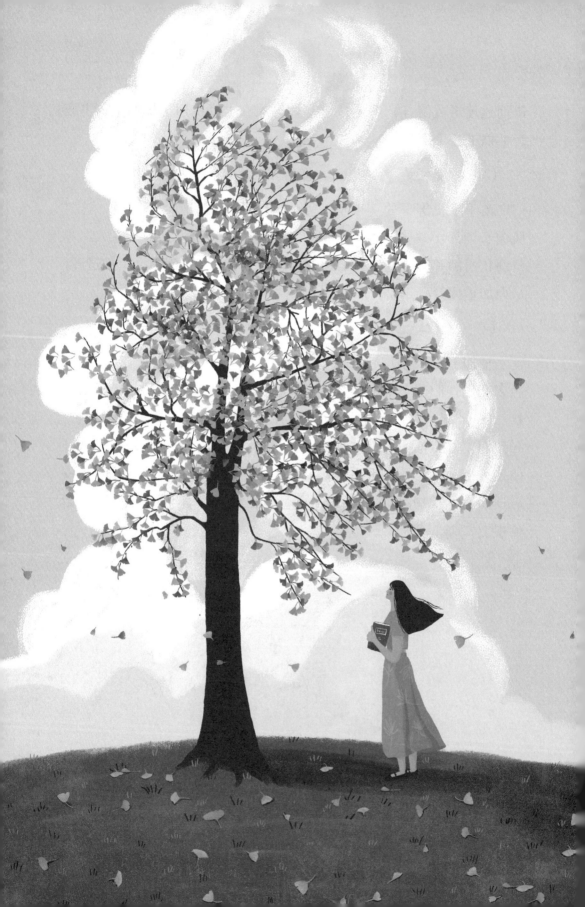

（3）加重眼部疾患

手机的光线可能会对晶状体和视网膜造成一定程度的辐射性损伤，加重白内障或者眼底黄斑部疾病的进展，尤其是长时间在黑暗中看手机，对眼睛的损伤会更大。

除此之外，长期玩手机处于一种兴奋状态或者精神过度紧张，可能会引起血压升高，也可能会引起神经衰弱，造成睡眠障碍。因此，我们提倡放下手机，和家人尽情地享受户外阳光。

81. 手机有辐射吗?

现代社会人人机不离手，手机成了人们最亲密的朋友。当我们用手机打电话时，音频信号经过手机转换为高频率的电信号，然后通过天线以电磁波的形式发射出去，这时在手机附近就会产生电磁辐射。

建议在日常生活中使用移动电话时，话筒不要紧贴头部，最好使用专用耳机接听电话；不要长时间通话；在飞机上不要使用移动电话。

82. 生活中行走坐卧的最佳姿势包括哪些?

掌握生活中行走坐卧的最佳姿势，能使我们手握健康金钥匙。

（1）坐的最佳姿势

脊背挺直，坐满椅子2/3处，将力量分摊在臀部及大腿处。双腿自然放松踩于地面，避免用双腿交叉跷二郎腿坐法，会造成腿脚血供不好；也不宜只坐椅子前端1/3处，因为体重造成臀部局部压力过大，长时间下来会疲惫变形。

（2）站的最佳姿势

脊背挺直，眼光平视。挺背提肛举举腿。长时间站立，不利于四肢末端血液回流，造成下肢静脉曲张或脚部肿胀。所以要不时地让左右脚重心移动一下，做提肛运动、抬腿后举的动作可收臀并促进血液回流。

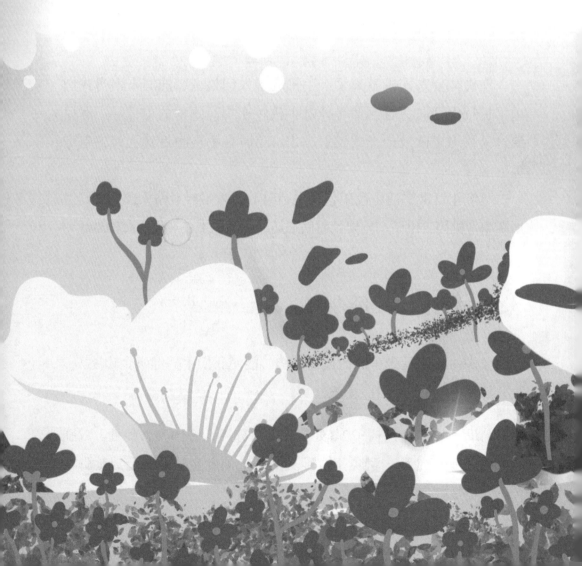

（3）行走的最佳姿势

昂首挺胸，以小快步前行。昂首挺胸可以使人精神抖擞，增加自信。小快步前行可以促进腿部血液循环，增加肌肉活动量，使之健美。

（4）思考的最佳姿势

平卧。因为平卧时人体脑部的血液供应最充足，肌肉与神经处于最放松状态，有利于脑细胞调整至最佳的思维状态。

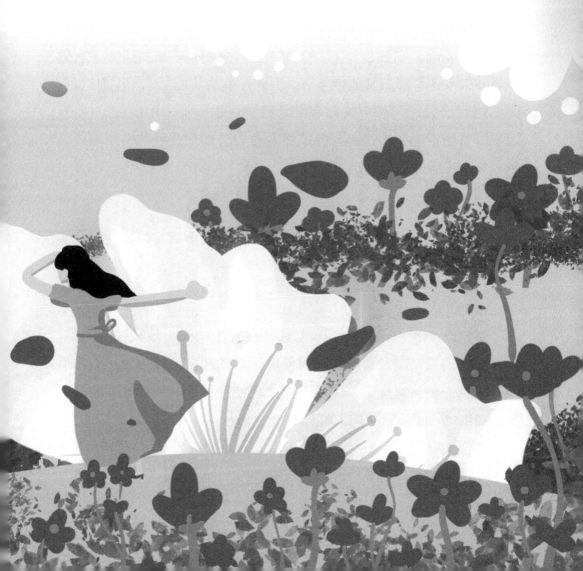

（5）睡眠的最佳姿势

临床上认为向右侧卧位最好，双腿自然弯曲。因心脏在胸腔的左侧，右侧卧位时心脏位置高，有利于减轻心脏负荷；同时这样可以使全身肌肉松弛，有利于肠胃的蠕动和食物的消化吸收。人在睡着后，身体会发生自动翻转，并无特殊、合适的体位。

83. 日常生活要注意哪些防疫措施?

2019年12月突发的新型冠状病毒感染疫情席卷全世界。我国在党和政府正确、高效领导下，全国人民自觉防控，疫情得到了有效扼制。未来还可能有其他传染病。因此，疫情防控工作任重而道远，绝不能麻痹大意。每个人都有义务科学认识疫情，积极防控疫情，做好日常生活的防疫措施，并积极配合相关部门开展的疫情筛查措施。日常生活的防疫措施如下：

（1）戴口罩

需要前往人员集中的场所，或封闭、空气不流通的公共场合必须佩戴好口罩。

（2）勤洗手

保持双手干净，勤洗手。尤其是在外出归来、咳嗽或打喷嚏、照护患者前后、制备食物、饭前便后、处理动物或者动物排泄物后等时候更需要认真洗手。洗手时应注意使用香皂、洗手液等清洁用品，并用流动水进行冲洗，时长不少于20秒。

（3）多通风

生活居室保持清洁流通。注意开窗通风换气，保持空气流通。北方的冬天，要保证每天开窗2～3次，每次30分钟。

（4）少聚集

尽量少出门、少串门、不聚集。尽量避免前往人员集中的场所，避免到封闭、空气不流通的公共场合，避免近距离接触任何有感冒症状的人。需要外出时，要关注交通、旅游等信息，注意错峰出行，全程做好个人防护。

（5）讲公卫

除了戴口罩和勤洗手，出现咳嗽、打喷嚏时务必用纸巾和肘部捂住口鼻，预防可能存在的病毒通过分泌物传播给他人。不得随地吐痰，并注意善意提醒他人，来共同维护环境卫生。

（6）重养生

日常生活中重视中医养生方法，保持心情愉快、合理膳食、规律作息、适度锻炼，不断增强体质和抵抗力。

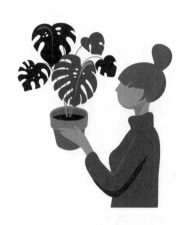

第九部分

呵护女性青春靓丽的皮肤

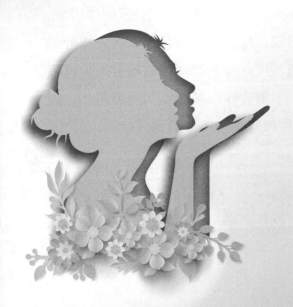

84. 女性皮肤保养很重要吗?

拥有白皙细腻、粉嫩滋润、光滑而富有弹性的皮肤,应该是每个女性的梦想吧?有的青少年女生,本该有青春靓丽的皮肤,却因各种原因或保养不当,如保养过度、滥用化妆品等,造成面部皮肤受损,甚至产生皮肤病。

人体皮肤的功能是多方面的,它不仅具有分泌汗液、排出体内废物的功能。还是抵御外界有害因素侵袭的第一道防线,并具有保持人体内环境的稳定、调节体温等多种功能。从青春期就了解不同皮肤类型的特点与护理要点,平时就注意皮肤的保养,特别是对面部皮肤保养是非常有意义的,不但可以让你的青春期容光焕发,未来也将延缓皮肤的衰老,让你拥有让同龄人羡慕的皮肤。

85. 女性怎么进行日常皮肤保养?

青春期的女性身体发育迅速。皮肤也不例外。在激素的作用下。第二性征中的阴毛及腋毛开始出现,皮脂腺也很活跃。皮脂腺分泌过多时,若护理不当会导致痤疮,虽对身体健康没有损害,但反复发作会导致面部皮肤凹凸不平,不少青春期的少女为此而苦恼。因此,青春期的女孩对皮肤进行日常保养是很重要的。

(1)保持皮肤清洁

人体皮肤是直接与外界接触的部位,尤其是面部皮肤,最易受到微生物的感染,因此需要保持皮肤的干净清爽。洗浴时最好用温水,

并用毛巾轻轻摩擦皮肤，
以清除淤积的皮脂。香皂
应选用不含或少含碱的。
痤疮，不能用手直接挤压
以免继发感染，应找专业
人士处理，在严格消毒下
进行。

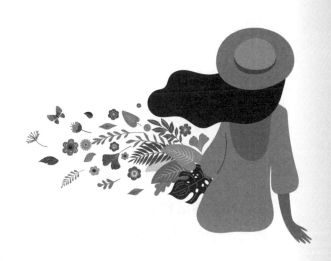

（2）加强锻炼

体育锻炼可加速血液
循环，使皮肤得到充分营养，有利于皮肤的健康。洁面后，进行适
当的皮肤按摩，让面孔泛红，促进皮肤深层的血液循环。

（3）慎选化妆品

化妆品种类不一，质量也不一样。有的质量低劣的化妆品含有
铅、锌等有害物质。不但没有美容效果，反而会损害皮肤。因此，
选用化妆品时一定要慎重，最好先在手臂试验一下。若发现皮肤出
现红肿、瘙痒等不适情况时切不可选用。化妆时以略施淡妆为宜，
不宜浓妆艳抹。睡前要彻底卸妆。

另外，皮肤保养因人而异。参照下述条目。

86. 油性肤质女性护肤办法有哪些?

油性皮肤特点：毛孔粗大明显，皮肤纹理粗糙，油光满面，易
长粉刺，但不易起皱纹。

（1）护理要点

要注意做好清洁工作，控制油脂分泌。洗完脸后，要使用爽肤水来收敛毛孔；注意选择油脂较少的保湿产品，让皮肤尽量保持干爽。

（2）如何选用清洁产品

选择洁面皂和泡沫型洁面品。洁面皂的去油性较强，一般说来，酸碱值为7的中性洁面皂洁净效果好，其水溶性强，不易阻塞毛孔。泡沫型洁面品的去污力很好，很适合油性肤质。注意：越容易起泡的产品质量越好，泡沫越细腻越好，细腻的泡沫可以将污垢充分带走，反之，粗大易消失的泡沫，清洁效果就不佳。

87. 中性肤质女性护肤办法有哪些?

中性皮肤特点：肌肤状况稳定，油分和水分比例均衡。毛孔细小，纹理细腻，皮肤光滑滋润有弹性，表面不粗不黏。

（1）护理要点

中性是皮肤的最佳状态，一般说来不需要特别的护理，但受季节的影响，中性皮肤到了夏季会趋向于油性，冬季则趋向于干性，应根据季节来选择保湿或抑制油脂的产品。

（2）如何选用清洁产品

选择洁面啫喱和净肤棉。洁面啫喱质地清爽，不含油分，洗脸后清爽不紧绷，但皮肤过干的人不适合使用。净肤棉的设计更是绝妙，它有两面，一面设计得比较细密，适合做清洁，一面设计得有凹凸结构，适合做按摩去污垢。

88. 干性肤质女性护肤办法有哪些?

干性皮肤特点：毛孔小，几乎看不见，纹理细腻，皮肤干燥无光泽，缺乏娇嫩感。清洁后皮肤有紧绷感，易老化，容易长黑斑及细小皱纹，但不易长粉刺。

（1）护理要点

重点在于做好补水工作。无须使用化妆水，白天应选择保湿效果较强的乳液，夜间使用滋润度更佳的晚霜。可随身携带一瓶保湿喷雾，随时补充水分。

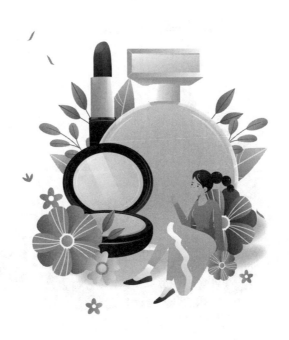

（2）如何选用清洁产品

干性肌肤本身就比较敏感，所以在挑选洁面品时要慎重，甚至要参考敏感肤质来选择。没有添加其他功效的洁面乳，质地比较温和也比较安全，适合干性肌肤使用。

89. 混合性肤质女性护肤办法有哪些?

混合性皮肤特点：T字部位呈油性，眼周和两颊呈干性。混合性皮肤大多是从油性皮肤演变而成，多是因为护理不当及滥用化妆品造成的。

（1）护理要点

洗脸时在T字部位多花些时间；收敛化妆水只适合在T字部位使用；在不同部位选择不同的保湿品：两颊及外侧以滋润型为主，T字部位则用油脂少，比较清爽的保温产品。

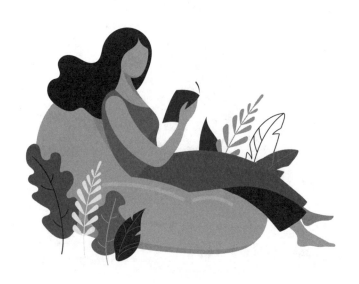

（2）如何选用清洁产品

最好T区和其他部分分开来用，T区和油性肌肤相同，其他部位和中性或干性皮肤相同。

90. 敏感肤质女性护肤办法有哪些?

敏感性皮肤特点：皮肤表层的角质层相对较薄，真皮血管网浅，因此皮肤容易受外界如阳光、热、冷等刺激，或接触花粉、化学物质、鱼虾等海鲜，或受微生物的感染，出现红肿、皮温较高、脱水等皮肤过敏症状。

（1）护理要点

以温和护理为要点。用温和洗面奶洗脸后，可使用化妆水为皮肤再次清洁，同时滋润皮肤。最后涂以柔和保湿乳液。避免使用含香料、酒精或其他金属成分的保湿产品，以防引起过敏。平时可以自制鸡蛋清蜂蜜面膜或黄瓜片来敷面部，一周1～2次，可以改善肤质，减少过敏反应。

（2）积极处理过敏情况

一旦皮肤过敏出现红肿痒痛，要马上寻找过敏源，断绝与过敏源接触，并停用所有化妆品。用温水洗净脸，或用温和的洗面奶在面部轻轻揉拭，清理皮肤表面的污垢，再用温水冲洗干净，吸干水分，不再涂护肤品。如果过敏严重，可用生理盐水敷脸，促进水肿吸收。皮肤出现过敏反应，最忌自己在药店购买含激素类止痒药膏涂用，因为这类药膏只是暂时抑制了炎性反应，长时间使用会造成激素依赖，使皮损加重。

（3）选用合适的清洁产品

选用质地柔和无添加物的洗面奶清洁皮肤。

91. 怎么远离恼人的青春痘?

痤疮是青春期最常见的烦恼，所以叫"青春痘"，俗称"花猫脸"，是一种好发于前额、口周及两颊的小疙瘩。挤破后可出现小白渣。有的小疙瘩顶端可见黄白色小脂栓，即俗称的"粉刺"，粉刺顶端可逐渐变成黑色，形成"黑头粉刺"。青春痘若受到不正当地挤压或搔抓，可继发感染，形成小脓疱。

青春期体内雄性激素分泌增多，使皮脂腺发育旺盛，同时皮脂腺毛囊管壁出现角化，堵塞了管腔，使皮脂腺无法排出，因而形成脂栓，青春痘就产生了。此外，食用高脂类或高糖类物质、便秘、消化不良、精神因素、化学物质刺激、遗传等，都和青春痘的发生有关。远离青春痘，通常可采取以下的减轻和防治方法：

（1）保持面部清洁，使毛囊孔通畅

每天用温和洗面奶或肥皂洗净，还要注意用爽肤水收缩毛孔。睡前记得洗去爽肤水。严重的情况要做深层清洁与护理，如磨砂、按摩、敷面膜等。

（2）饮食调整

忌饮酒、喝咖啡，少吃高糖、高脂类、油炸香辣食物。多吃新鲜的蔬菜和水果，以保持大便通畅。

（3）专业治疗

日常选用功能性化妆品，外用含减少皮脂腺分泌成分的软膏涂抹皮肤。严重时配合中西药物外用或口服治疗。西药消炎抑菌治疗，或中医药、针灸辨证治疗。脓性痤疮要用针挑出其中的分泌物，应由医学美容或美容院在严格消毒下进行专业处理。

（4）面膜法

可以自制清热解毒的面膜敷用促进痤疮愈合。常用有蛋清面膜、蔬菜面膜、中药面膜。每次用手法按摩后，敷用面膜15分钟，洗净之后，用收缩水拍打面部收缩毛孔。简易的配方与做法如下：

❶ 蛋白面膜：取少量鸡蛋清打匀，涂于面部，待其干燥，15分钟后用清水冲洗。

❷ 蔬菜面膜：任选黄瓜、土豆、柠檬、西瓜、西红柿中的一种，切片后敷面。15分钟后洗去。

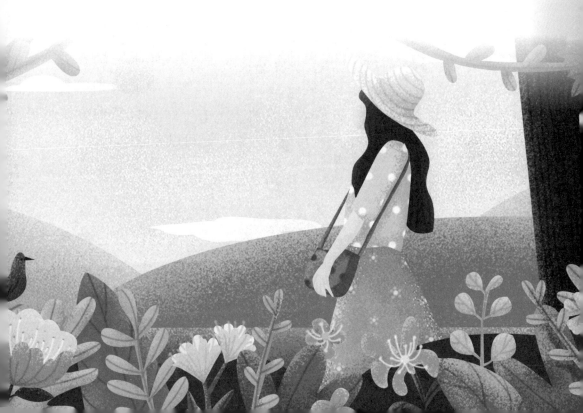

❸ 中药面膜：黄芩15克，菊花10克，连翘15克，黄柏15克，水煎20分钟后晾温，与优质淀粉搅拌成糊状，敷于面部，15～20分钟后洗净。

92. 想要美白一些怎么做？

许多亚洲的女孩都希望拥有一张白皙、细腻、柔美的面容，尤其是爱美的中国女孩。其实，肤色与体内色素分泌有关，而色素分泌的多少是由遗传因素决定的。环境因素、饮食因素都是影响肤色的重要原因，要完全改变肤色是不容易的。皮肤变黑是由于黑色素的沉积，而黑色素的产生其实是源于一种保护机制。当皮肤受到辐射伤害时，黑色素便会自动产生并形成一种对皮肤的保护膜。不少西方人以皮肤黝黑为健美，会定期去做日光浴，故意晒得黑黝黝的。

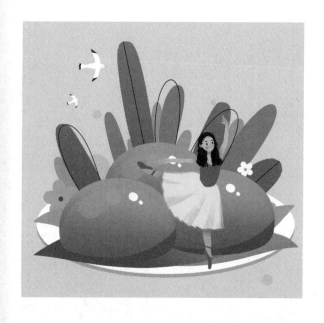

若长时间在强烈阳光下曝晒则是对皮肤有害的。如果特别在意肤色，想要美白，生活中一些自然的方法是可以考虑的。

（1）防止在强烈的太阳光下曝晒

平时注意遮阳和防晒。外出前半小时，涂上合适的防晒霜。

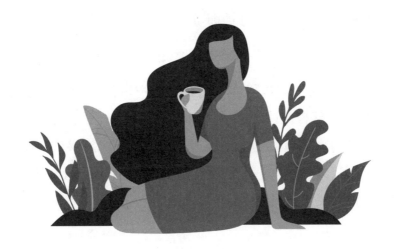

当然回家后记得要用卸妆水清洗干净。

（2）保湿对美白也十分重要

因为均匀的水溶脂保护层和强韧的细胞膜都是肌肤最好的天然屏障，特别是那些长期对着电脑，或者待在空调房里的女性，保湿更是十分关键。要想美白，则必须随身携带一瓶保湿喷雾，在脸部感到干涩的时候就喷一下，随时让脸部细胞吸足水分。离开电脑屏幕去休息前，记得认真洗脸，消除面部上的电脑辐射。

（3）抓住美白的绝佳时刻

经过一夜的休养，早上皮肤正处于整装待发要吸收营养的状态，此时美白会事半功倍。首先，在早晨起来以后先喝500毫升的蜂蜜柠檬温水。蜂蜜和柠檬都有美白淡斑的功效，而和温水混合又可以充分启动肠胃，清除体内垃圾，让肌肤的毒素顺利地排出。其次，在洁面时，将一点点蜂蜜和洁面膏混合，然后充分打发泡，让丰富的泡沫充分洗净脸部的污垢，蜂蜜的加入又美白了皮肤。最后，在洁面完成后，取几片化妆棉，将其放在保湿水中充分湿润，敷在脸部暗沉和枯黄的部位，大约5分钟即可。

（4）饮食上注意摄入能够改善肤色的物质

多摄入富含维生素C和维生素E的食物以抗氧化，抑制脂褐素在皮肤上沉积。富含维生素C的水果有猕猴桃、苹果、橙、柑橘等，富含维生素E的食物有卷心菜、菜花、芝麻油、葵花籽（油）、菜籽油等。少吃盐，吃过多盐可抑制人体内碘、硒等微量元素的活力，破坏皮肤胶质，减少性激素的分泌，从而影响皮肤。

93. 生活中有哪些美白小妙招？

面部皮肤经过风吹日晒，可能会造成皮肤色素沉着、粗糙、受损、脱皮，可以在晚间采用滋养面膜法使皮肤恢复柔嫩与细腻。以下几种自制面膜可以试试，当然你要愿意花时间和精力才行。

（1）鸡蛋清美白面膜

鸡蛋清调羊胫骨粉末，隔天敷面，保持在脸上20分钟左右。以水洗净。

（2）鲜奶面膜法

准备一小杯鲜奶，先用蒸气蒸脸，再将化妆棉吸满鲜奶，敷在脸上20分钟左右，用清水将脸上的牛奶洗净。长期坚持，可以使肤色白净均匀。

（3）冬瓜美白法

去皮冬瓜，加水、黄酒各半，煮烂成膏。敷脸20至30分钟后用清水洗净。

（4）香蕉奶美白法

这是非常廉价但非常有效的美白方法。首先将香蕉捣成糊状，然后倒入牛奶，酸奶更佳，并掺入少量的水，调成糊状，将混合物抹在脸上，并轻轻按摩拍打面部，15～20分钟后洗净。一周一次，长期坚持，你会惊喜地发现你的肤色白皙均匀了许多。

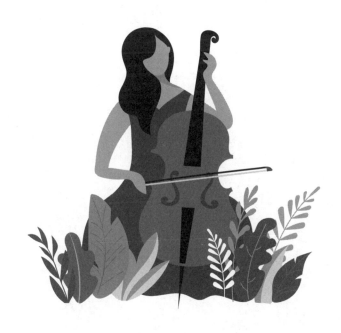

第十部分
自我按摩，天天健康

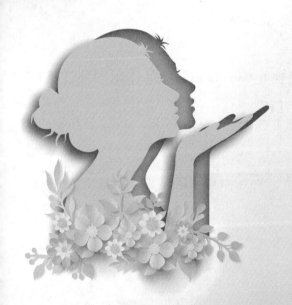

94. 什么是中医按摩？有什么作用？

按摩又称为推拿，属于中医外治法之一。即用双手在体表和经络腧穴上施行推、拿、摩、按、揉、捶等手法来防治疾病的方法。这种手法能引起局部或全身的经络反应，激发和调整经气，达到舒筋通络、活血散瘀、消肿止痛、调和气血的作用，引发经络对机体的整体调整功能，改善内在脏腑的功能状态，使机体趋于阴阳平衡，提高机体免疫能力，从而达到养生防病治病作用。

按摩养生防病有着悠久的历史，我国先民在纪元以前就用按摩术养生了，如《黄帝内经》就记载"经络不通，病生于不仁，治之以按摩"。推拿按摩疗法具有简便易行、经济实用的特点，它不受时间、地点、气候条件的限制，只需要一双手，随时随地都可进行。它疗效可靠，无副作用，无伤害性，是一种深受广大群众喜爱的养生健身和康复措施。

95. 为什么女性更要重视按摩养生法？

按摩养生除了舒筋通络、活血止痛、调和气血的作用以外，还有诸多独特的益处，主要有以下几种：

（1）促经血行

"女人以血为本"，养生按摩可以使月经顺畅，改善月经不调，还可以有效缓解痛经的症状。

（2）美容养颜

自我按摩促进气血流通，使皮肤变得更加光滑，细腻，达到美容养颜效果。

（3）排毒

按摩可以通过皮肤将身体中的有毒物质排出体外。更可以促进胃肠道的蠕动功能，改善便秘的症状。

（4）减脂

按摩有利于身体中油脂的分散分解。女性常常按摩腹部可以消除腹部脂肪，避免便秘。按摩腹部还可以预防动脉硬化、高血压、高血脂、糖尿病或者肥胖等。

（5）心理疗愈

有节奏的全身按摩，可以缓解紧张情绪，放松心情，减轻生活压力，降低焦虑，缓解抑郁情结。让身体倍受关爱的同时，心生幸福愉快的感觉。如果配以芳香精油或轻音乐背景效果更好。

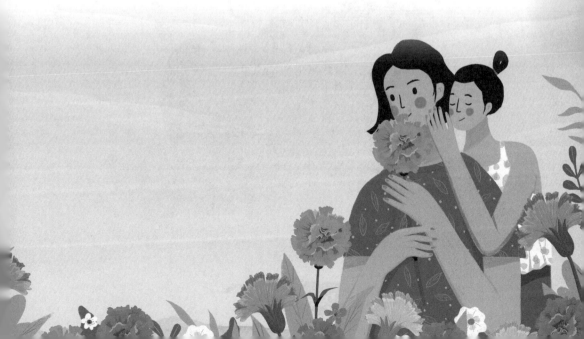

96. 面部怎么按摩才能美?

面部按摩部位,除了面部皮肤,还包括眼、耳、鼻、口等器官。

按摩前洗净面部,抹上乳液、爽肤水或按摩膏开始按摩。用中指和无名指按摩最为合适。

按摩动作柔和,不宜过分用力。按摩速度不宜太快或太慢,按摩的速度最好与心脏跳动的速度大约一致,动作与人体节奏一致使人有放松感。

动作如下:

(1)抚平额纹

用两手中指、无名指在前额画圈,方向是向上向外,从前额中部眉心开始,分别画至两侧太阳穴,然后用两手示指点压太阳穴。重复20次。可以预防前额皱纹。

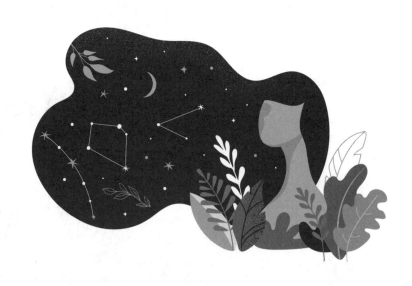

（2）分推眼眶

两手拇指按于太阳穴上，用示指第二节的内侧面分推上下眼眶。上眼眶从眉头到眉梢；下眼眶从内眼角到外眼角。上下眼眶推按均止于两侧太阳穴。先上后下，左右眼眶同时完成为一圈，共做20圈。本法可以消除眼睛的疲劳，预防眼部产生皱纹，预防眼袋的出现，还有助于预防颊部皮肤松弛。

（3）推按鼻翼

鼻部的毛孔比较大，容易沉积污垢长成黑头。用两手中指指腹，自鼻翼两侧外展推按鼻唇沟部位，然后两手中指沿鼻梁正中上下推抹，重复20次。可以使鼻息通畅，也可预防鼻部产生黑头。

（4）轻拍面颊

鼓起颊部，用两手轻轻拍打两侧颊部，拍打至面颊皮肤微微泛红为止。可以使面颊肌肉结实，不易松弛。

（5）轻抹颈部

抬高下颏，用两手由下向上轻抹颈部，由左至右，再由右至左。重复20次。可以防止颈部皱纹产生，防止因肌肉下垂而产生的双下颏。

（6）浴面摩目

此为全面部按摩法。搓手掌令发热，两手掌伸平，四指并拢，示指自鼻翼两侧沿鼻梁上抹经眉至前额，然后四指放平推至两额角，再用两掌心自上而下摩揉面颊，示指回到鼻翼部，反复10～20次，之后以四指内侧面由内向外平抹眼睑10～20次。具有润肤养颜、祛皱明目、预防感冒的作用。

以上是适合自己在家使用的面部保健按摩操。每日早晚按摩一轮，也可在闲暇时间按摩。

每位女生如果能在青春期就开始注意面部皮肤与五官的防护与按摩，持之以恒爱护好自己的面容，一定能使面部五官功能正常，皮肤保持细腻柔美。

97. 肩颈按摩养生怎么做?

青春期女生面临课业学习、工作压力，经常低头久坐，或久吹

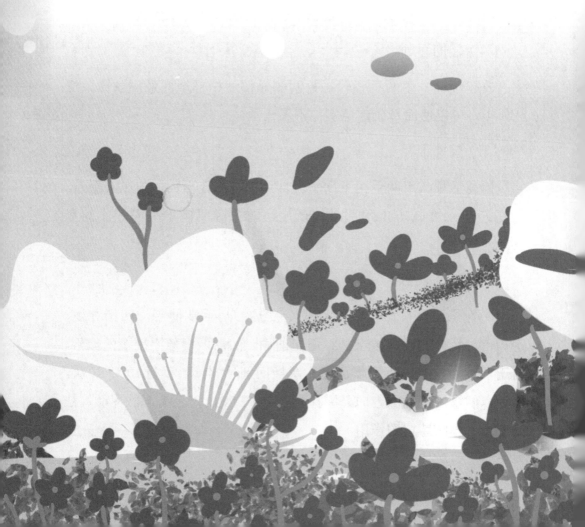

空调，常会出现颈肩痛。肩部肌肉酸痛，严重者或年龄稍大时会发展成肩关节炎症，简称肩周炎、漏肩风。进行功能锻炼和局部推拿、按摩、被动与主动肩关节运动等，是防止肩关节粘连、肌肉萎缩和恢复健康的根本办法。每天晨起后自觉做以下锻炼可以有效改善肩颈问题。

（1）揉按运动

即用一侧手揉按另一侧的肩部肌肉，由内侧向外侧、由前面向后面，反复做按摩运动30次。如果因为肩关节炎症活动受限，可以借助按摩器或拍打器完成。

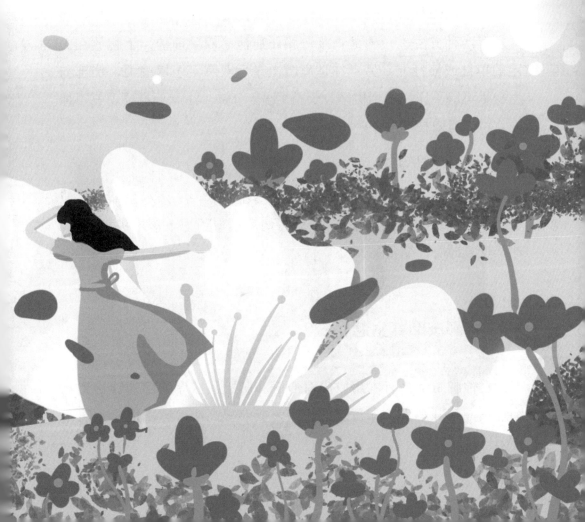

（2）肩关节运动

即将一侧上肢伸直，向前高举，向后向下旋转，手心朝下，做侧面的圆形旋转活动，一组动作做10次，换另一侧做10次。共做三轮。

（3）爬墙运动

即肩肢上举。预先在墙或树干上做好标度，然后用最大气力忍住疼痛，将手臂由低到高地上举，使手指触到自定的标度，连续做30次。如能忍痛坚持，缓慢渐进，锻炼1个月，肩周炎痛可不治自愈。

（4）压肩开肩

有两种方法。一种是直接弯腰压肩法：双手前伸，手腕放在固定的单杠或椅背上。另一种是肩肢上举后双掌定于墙壁上，头部与上身尽可能下压，达到极限，保持1～5分钟。注意下身要垂直于地面。可以有效拉伸肩颈，缓解肩颈酸痛。

（5）缩颈疗法

直身跪坐于软垫物上，将两肩头尽量耸起，头颈尽量缩进（似乎感到两肩头要碰上耳朵），然后将两肩尽量用力下落，头颈上拔。这样反复伸肩、缩颈各30下。

98. 胸部按摩养生怎么做？

女性胸胁部外有乳房，内有心脏和肺脏。按摩胸部能够达到开胸理气、疏肝解郁、和胃宁心作用，能够提高心、肺功能，预防心肺疾病，还可以预防一些乳腺疾病。方法如下：

（1）摩揉前胸

以掌根或鱼际摩揉前胸，以局部有热感为宜。拇指揉按膻中穴30秒。

（2）梳理胸肋

两手五指自然分开呈爪形，分别置于胸骨上，一齐向外、向下梳理肋骨，形似梳发，每侧胸部梳10～15次。

（3）挤震胸廓

手心分别置于两侧腋下，相对用力挤按胸廓1～2分钟，然后静止性用力，使之产生震颤。

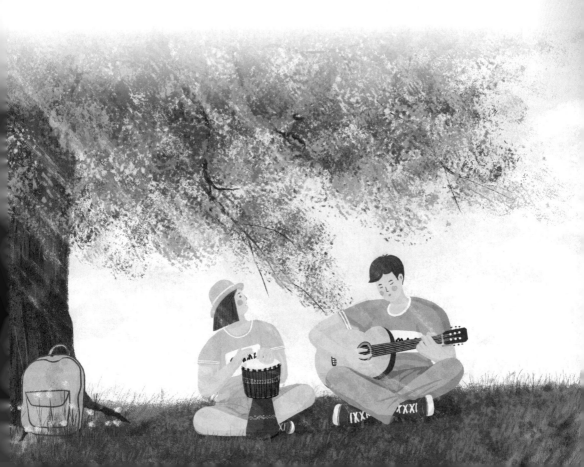

（4）推摩乳腺

两手五指并拢，顺乳管走向，交替从两侧乳房的上、下、左、右四个边缘向乳头的中央进行推摩。对于乳腺增生结节，还可配合使用指腹螺旋式按摩法。以乳房发热，皮肤微微泛红为度。

99. 腹部按摩养生怎么做？

平卧床上，双目微闭，呼吸调匀，左手掌心叠放在右手手背上，将右手掌心轻轻放在下腹部，静卧1～3分钟。

（1）团摩上腹

左手掌心叠放在右手手背上，右手掌心贴在上腹部，适当用力顺、逆时针各环形摩动0.5～1分钟。以上腹发热为佳。

（2）推擦腹中线

左手掌心叠放在右手手背上，将右手掌心贴在剑突下，适当用力从剑突下沿腹中线向下推至脐部，反复操作0.5～1分钟。以腹部发热为佳。

（3）团摩脐周

左手掌心叠放在右手手背上，将右手掌心贴在肚脐下，适当用力绕脐做顺时针团摩腹部1～3分钟，以腹部发热为佳。

（4）拿捏腹肌

将双手拇指与其余四指用力对合，拿捏腹正中线两侧肌肉，从上腹拿捏到下腹部，反复做1～3分钟。

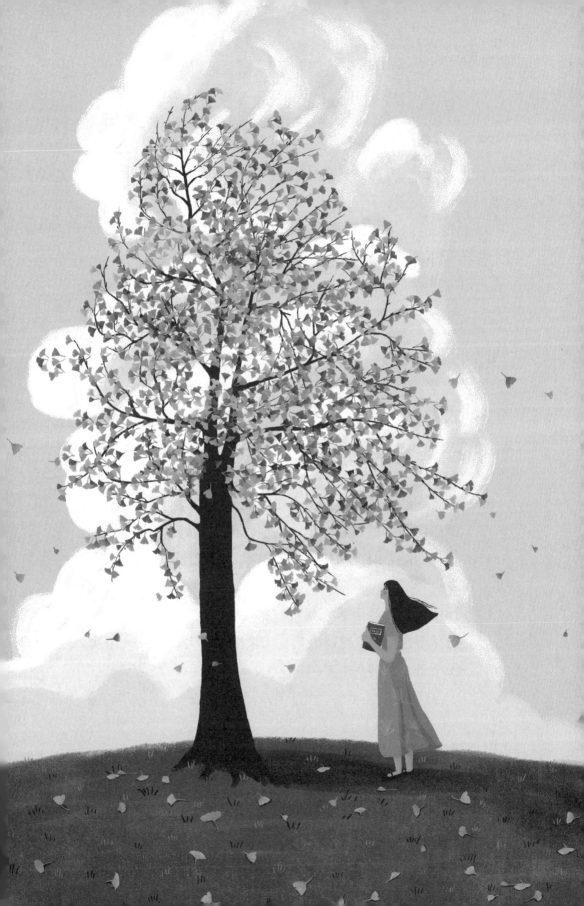

（5）按揉腧穴

右手半握拳，拇指伸直，将拇指指腹放在穴位上，适当用力按揉0.5～1分钟。腹部点按的穴位是中脘、天枢、神阙、气海、关元等。

以上方法具有和胃健脾、培元固气、温通经脉的作用，本法适用于胃肠道不适、消化不良、腹痛、便秘、夜尿频多等病症。对于女性可以促进经血运行，可以很好地改善痛经、月经失调的问题。

100. 四肢按摩养生怎么做？

通过对四肢肌肉进行拿捏推按，或拍打摩擦，可以疏通四肢经脉，促进气血运行，强筋健骨，柔韧关节，缓解四肢肌肉的酸胀疼痛。

（1）拍打四肢　以掌心或空拳拍打四肢，内外前后各侧。

（2）推擦四肢　以鱼际或掌心推擦四肢，以局部有热感为宜。

（3）拿捏四肢　拇指和其余四指相对拿起四肢部肌肉，自上而下逐步拿捏。

（4）顶压十指　两手掌心相对，左右手指用力相顶。

（5）捻揉手指　依次捻揉五指，由指根至指尖，各5～10次，之后，对各手指进行拔伸各1次。

101. 足底按摩养生怎么做？

中医认为，人的足底有人体全身各个脏器的反射区，如涌泉穴是足少阴肾经井穴，常行擦足之法，可使肾气流动、精气充溢，既温肾壮阳，祛除寒湿之邪，又能引热下行，导火泻降，即所谓"引火归原"之法。按摩足底相应反应区，可以很好地调节身体各个脏器的功能。本法可在泡脚或洗澡后做，常常在睡前做，可以加深睡眠，有效改善失眠问题。

做法：坐位，屈膝盘腿，或一侧小腿放置另一侧大腿上，使足底朝上。拇指罗纹面或示指、中指的指间关节对身体反射区进行按揉点压，还可用小指侧的手掌部反复摩擦足底、足心，进行环形按摩5～10分钟。重点点按涌泉穴10～15次。

女性足按宜忌：女性经期或孕期不宜做足底按摩。但是有痛经的女性平时多以艾叶水泡脚半小时后，再行足底按摩，再配合太冲、足三里、三阴交等穴位按摩，可以有效改善甚至治愈痛经病。

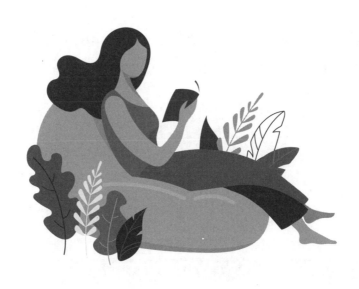

主要参考文献

[1] 郎景和. 女性健康全书 [M]. 北京：中国妇女出版社，2011.

[2] 于桂春，侣雪平，孙英，等. 女性养生500问 [M]. 哈尔滨：哈尔滨出版社，2008.

[3] 马烈光，章德林. 中医养生学 [M]. 北京：人民卫生出版社，2021.

[4] 季羡林. 中国养生术 [M]. 北京：中央编译出版社，2008.

[5] 孔令谦. 女性养生堂 [M]. 北京：中国华侨出版社，2006.

[6] 刘忠华. 妇女常见病防治 [M]. 北京：化学工业出版社，2007.

[7] 刘雁峰，梁雪芳，徐莲薇. 中医妇科学 [M]. 北京：人民卫生出版社，2021.

[8] 王旭东. 中医养生保康复学 [M]. 北京：中国中医药出版社，2004.

[9] 吕立江，邰先桃. 中医养生保健学 [M]. 北京：中国中医药出版社，2016.